FRIEDRICH BOHLMANN

Quickfinder
5 Kilo weg

So schaffen Sie es in 2, 3, 4, 6, 8 oder 10 Wochen

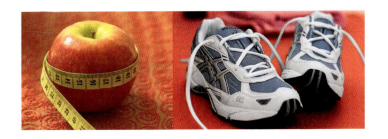

Vorwort

Tragen Sie ein paar Pfunde zu viel mit sich herum? Suchen Sie nach dem richtigen Weg, das Übergewicht loszuwerden, um wieder leichter zu leben? Dieser Quickfinder bietet Ihnen die Chance, Ihre persönliche Abnehmstrategie zu finden: mit mehr oder weniger Sport, wenigen oder etwas mehr Tageskalorien, schnell oder auch sachte – aber immer wissenschaftlich abgesichert und mit einem Diätprinzip, das schon vielen geholfen hat, ihr Wunschgewicht zu erreichen und zu halten.

→ **Die Einleitung** informiert über alle interessanten Fragen zum Abnehmen, stellt die Grundidee der Diät vor und erklärt das Prinzip des Quickfinders.

→ **6 detaillierte Wochenpläne** mit vielen Rezepten und einem konkreten Sportprogramm zeigen, wie Sie zum Ziel kommen.

→ **Weitere Rezeptseiten** und das große Sportkapitel machen Lust auf Genuss und Bewegung.

→ **Im Diät-ABC** finden Sie alle wichtigen Fakten zu den derzeit gängigen Abnehmkonzepten.

Inhalt

Erfolgreich fünf Kilo abnehmen – aber wie?   5

Kalorien: beim Essen sparen, beim Sport vergeuden   6
10 Regeln für ein gesundes Abnehmen   10
Der Fahrplan zum Wunschgewicht   12

In 2 Wochen 5 Kilo weniger   15
In 3 Wochen 5 Kilo weniger   25
In 4 Wochen 5 Kilo weniger   35
In 6 Wochen 5 Kilo weniger   45
In 8 Wochen 5 Kilo weniger   55
In 10 Wochen 5 Kilo weniger   65

Rezepte zur Auswahl   75

Abnehmen macht mit Sport erst Spaß   109

Sport-Steckbriefe   112
Übungen   122

Diät-ABC   138

Zum Nachschlagen   141

Sachregister   141
Rezeptregister   141
Adressen und Bücher   143
Impressum   144

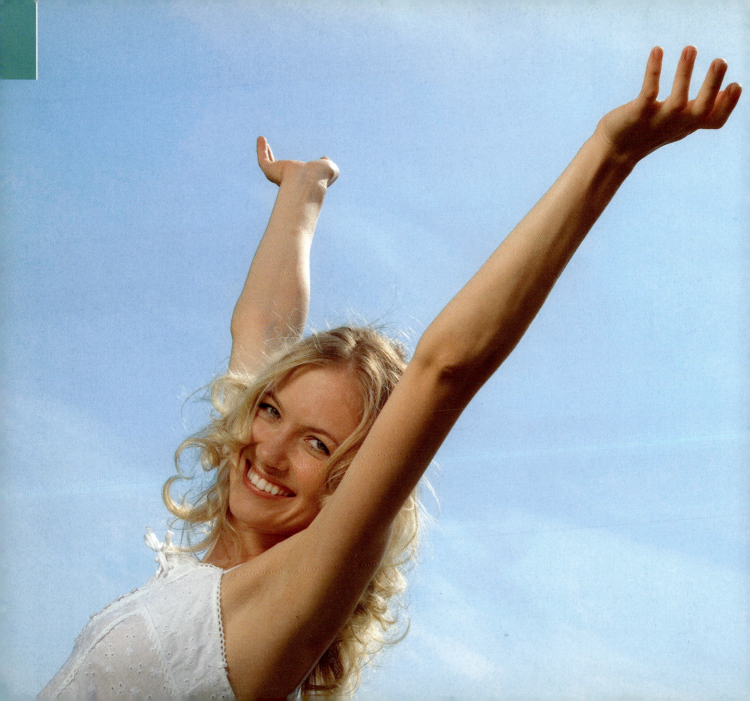

Erfolgreich 5 Kilo abnehmen – aber wie?

10 Pfund zu viel auf den Hüften? Die Lieblingsjeans zu eng geworden? Oder sind's sogar schon ein bisschen mehr als 5 Kilo, von denen Sie sich in absehbarer Zeit gern verabschieden würden? In beiden Fällen haben Sie genau das richtige Buch in der Hand. Der Quickfinder »5 Kilo weg« ist keine neue Diät, sondern eine verständliche Gebrauchsanleitung zum sinnvollen Abnehmen in überschaubaren 5-Kilo-Schritten. Das Beste daran: Sie können sich aussuchen, in welchem Zeitrahmen Sie abnehmen möchten – und zu wie viel Maßhalten beim Essen und Mehreinsatz in Sachen sportlicher Betätigung Sie bereit sind.

Kalorien:
beim Essen sparen,
beim Sport vergeuden

Die Mehrheit ist zu dick

Zwei Drittel aller Männer und mehr als die Hälfte der Frauen in Deutschland schleppen zu viele Pfunde mit sich herum, das zeigen die neuesten Zahlen der EU-Statistik. Wissenschaftler erklären dazu, dass sich unsere Ernährungsweise nicht dem Lebensstil angepasst hat. Wir arbeiten körperlich lange nicht mehr so intensiv wie noch vor 30 Jahren und verbrauchen daher etwa 800 kcal weniger pro Tag! Doch unser Appetit auf Sahne, Butter, kalorienträchtige Beilagen oder Saucen ist geblieben.

Wir essen zu viel und bewegen uns zu wenig. Genau hier setzt die unumstößliche, wenn auch unspektakuläre Grundwahrheit an, um die keine Diät herumkommt: Damit die Pfunde das Feld räumen, müssen weniger Kalorien gegessen und getrunken und mehr Kalorien durch Sport und Bewegung verbrannt werden. Wer sich überhaupt zu den Dicken oder gar zu den krankhaft Adipösen zählen muss, entscheidet grob der so genannte Body-Mass-Index (siehe Kasten).

Leider lässt sich aus dieser Formel nicht errechnen, wie viel Sie bei Ihrer Größe wiegen dürfen. Doch rechts im Kasten finden Sie die zweite Formel, mit der Sie das maximale gesunde Körpergewicht für Ihre Größe errechnen können.

→ Die BMI-Berechnung

$$BMI = \frac{\text{Körpergewicht (kg)}}{\text{Körpergröße (m)} \times \text{Körpergröße (m)}}$$

Zur Berechnung des BMI teilen Sie Ihr Körpergewicht 2-mal hintereinander durch Ihre Körperlänge (gemessen in Meter). Beispiel: Gewicht 83 kg, Körpergröße 1,77 m
Gerundete BMI-Berechnung: 83:1,77 = 46,9 46,9:1,77 = 26,5
Je nach BMI unterscheidet man zwischen:

- Untergewicht: BMI bis 18,5
- Normalgewicht: BMI zwischen 18,5 und 25
- Übergewicht: BMI zwischen 25 und 30
- Adipositas: BMI ab 30

Erfolgreich 5 Kilo abnehmen

> ### → Wunschgewicht errechnen
>
> So können Sie die Obergrenze Ihres gesunden Körpergewichts ganz einfach selbst bestimmen. Ihr Wunschgewicht sollte kleiner sein als:
> Körpergröße (m) x Körpergröße (m) x 25
> Für unser Beispiel (siehe Kasten: Die BMI-Berechnung) heißt das:
> 1,77 x 1,77 x 25 = 78,3
> Das Wunschgewicht sollte in diesem Fall unter 78,3 Kilo liegen, 5 Kilo weniger wären hier also wünschenswert.

Diesen Gewichtsbereich haben Experten festgelegt, weil hier die Lebenserwartung am höchsten liegt. So kommt es ab einem BMI von über 25 häufiger zu Herz-Kreislauf-Beschwerden. Und ab einem BMI von 30 gilt das Übergewicht selbst als eine Krankheit: Adipositas.

Mit »5 Kilo weg« sicher zum Ziel

5 Kilo abzunehmen ist eine kleine Herausforderung, die jeder schaffen kann. Auch wenn Ihr eigentliches Ziel weit darüber liegt, sollten Sie sich leichter erreichbare Zwischenziele setzen – so wie man eine lange Bergtour auch nicht am Stück geht, sondern in einzelnen Tagesabschnitten. Gehen Sie also immer »5-Kilo-Etappen«. Sollten Sie den Wunsch haben, 18 Kilo abzunehmen, so kommen Sie diesem Ziel in vier Stufen entgegen. Ein solch hohes Übergewicht auf einen Schlag abzubauen, fällt enorm schwer. Das Risiko eines Misserfolges ist groß und der Frust danach lähmend. 5 Kilo – das jedoch schaffen Sie und mit diesem Erfolg holen Sie sich den nötigen Mut, um auch den Rest zu meistern.

Doch wie sieht der Abnehmfahrplan für eine »5-Kilo-Etappe« aus? Beim Essen und Trinken werden möglichst viele Kalorien gespart und bei Bewegung und Sport werden möglichst viele Kalorien großzügig verbrannt. Das klingt einfach, doch wenn es das wäre, gäbe es nicht so viele Übergewichtige. Daher finden Sie im Quickfinder nicht einen einzigen »5-Kilo-Weg«, sondern Ihren persönlichen, je nachdem wie stark Sie sich sportlich fordern können oder wollen. Zudem geht es natürlich auch darum, ob Sie bei 900 kcal pro Tag auf jegliche Süßigkeit verzichten können, um schnell ans Ziel zu kommen, oder ob der Weg mit 1500 Tageskalorien weniger steil und karg, dafür aber auch bedeutend länger sein darf. Bevor Sie sich entscheiden, lesen Sie doch noch einiges über die Grundlagen der Diät.

> ### → Erfolg in Zahlen
>
> 7000 kcal muss der Mensch ungefähr einsparen, damit 1 Kilo Fett abgebaut werden kann.

Etwas Abnehm-Mathematik

Eigentlich ist es ganz einfach: Zum Abbau von 1 Kilo Übergewicht müssen etwa 7000 kcal eingespart werden. Also gilt es, entweder 7000 kcal weniger zu essen, als der Körper braucht, oder ihn durch mehr Bewegung aufzufordern, diese Kalorienmenge zu verbrennen. Am besten funktioniert der Kalorienabbau natürlich durch eine Kombination von beidem. Um festzulegen, wie lange man bei einer bestimmten Kalorienmenge und einem bestimmten zusätzlichen Sportprogramm braucht, um 5 Kilo abzubauen, hat der Quickfinder den täglichen Kalorienbedarf einer Frau in der Lebensmitte mit durchweg sitzender Tätigkeit zur Grundlage genommen. Dieser Bedarf wird für Jüngere und Aktivere höher sein, liegt aber bei mindestens 1800 kcal. Davon gehen alle unsere Berechnungen aus. Wer nun täglich beispielsweise nur 1200 kcal mit der Nahrung aufnimmt, dessen Körper muss folglich 600 kcal zuschießen. Werden beim Sport noch 250 weitere Kalorien verpulvert, muss der Stoffwechsel 850 kcal täglich locker machen. Das ergibt innerhalb von 6 Wochen (gleich 42 Tage) 850 kcal mal 42, also 35700 kcal. Und das entspricht guten 5 Kilo weniger auf der Waage! So ist für diesen Quickfinder berechnet worden, auf welchen verschiedenen Wegen 5 Kilo abgenommen werden können. Sie brauchen ganz ohne Sport mit 1300 kcal aus der Nahrung 10 Wochen, weil der Körper täglich ein Kaloriendefizit von 500 kcal durch Fettabbau ausgleichen muss. 500 kcal über 70 Tage macht 35000 kcal, also ganz genau die Kalorienzahl, der 5 Kilo Übergewicht entsprechen. So weit die Mathematik. Natürlich reagiert jeder Mensch etwas anders, daher sind diese Vorgaben nur als Richtwerte zu verstehen. Jüngere oder Menschen mit einem körperlich anstrengenden Beruf werden das Ziel vermutlich schneller erreichen. Ebenso sind die Männer den Frauen beim Abnehmen voraus, denn auch sie verbrennen pro Tag ganz automatisch mehr Kalorien. Wundern Sie sich also nicht: Sollten Sie mit Ihrem

> → **Wichtiger Hinweis**
>
> Die Angaben zum Abnehmerfolg basieren auf wissenschaftlichen Untersuchungen und gelten für Frauen. Männer dürften den 5-Kilo-Abnehmerfolg schneller erreichen – oder gönnen sich jeden Tag etwa 400 bis 500 kcal mehr.

Partner gemeinsam abnehmen, die gleichen Gerichte essen und auch dieselben Übungen absolvieren, wird wahrscheinlich der Mann weit schneller abspecken und vor dem vorausgesagten Zeitrahmen die 5 Kilo minus erreicht haben. Das ist nur natürlich.

5 Kilo in 2 Wochen – ein leeres Versprechen?

Rein rechnerisch können Sie bei einer 900-Kalorien-Diät und einem sehr ambitionierten 2-Stunden-Sportprogramm, bei dem Sie täglich bis zu 1600 kcal verbrennen, das 5-Kilo-Ziel auch in zwei Wochen erreichen. Doch diesen harten, steilen und absturzgefährdeten »5-Kilo-Weg« sollten sich wirklich nur sehr sportliche Menschen zumuten, die

schnell mal einige Kilos abspecken wollen. Lernen Sie aus diesem Beispiel, dass viele der verheißungsvollen Abnehmversprechungen, die uns täglich begegnen, gar nicht realistisch sind.

Effektiv Kalorien sparen

Damit sich die über 200 Rezepte in diesem Buch zum Abnehmen eignen, müssen sie eine Vielzahl von Kriterien erfüllen. Weil Fett der wichtigste Fettmacher ist, darf kein Rezept zu viel davon enthalten. Denn ein Gramm Fett liefert doppelt so viele Kalorien wie die gleiche Menge Eiweiß oder Kohlenhydrate. Wer effektiv abnehmen möchte, spart daher am besten beim Fett. Zumal sich ein Zuviel nicht nur an Hüfte, Po und Oberschenkeln zeigt, sondern leider weitaus gefährlicher auch im Innern der Gefäße. Die Folge: viele Herz-Kreislauf-Erkrankungen, die Haupttodesursache nicht nur in Deutschland. Deshalb statt Butter Magerquark aufs Brot, die Sauce nicht mit Sahne oder Crème fraîche, sondern mit magerem Frischkäse anrühren und anstelle von Leberwurst und Salami Schinken und Aufschnitt. Gern gesehen sind allein die gesunden Fette mit ihren ungesättigten Fettsäuren. Daher dürfen Raps- und Olivenöl in die Pfanne, Walnussöl in

Erfolgreich 5 Kilo abnehmen

den Salat und auch die Omega-3-reichen Fettfische Lachs, Makrele, Matjes und Thunfisch sollten nicht fehlen. Darin liegt der Unterschied zu vielen Low-Fat-Diäten: Dort wird rigoros Fett eingespart, hier geht es hingegen darum, die besseren Fette auszuwählen.

Langsame Kohlenhydrate bevorzugen

Derzeit sehr modern sind die Low-Carb-Diäten, die den Kohlenhydraten als vermeintlichen Dickmachern den Kampf ansagen. Was nicht ganz falsch ist, denn immerhin führen die meisten Kohlenhydrate, zum Beispiel jene aus Kartoffeln, Reis, den üblichen Brotsorten, vielen Süßigkeiten oder auch aus Nudeln dazu, dass der Blutzucker rasch ansteigt. Um ihn schnellstmöglich wieder zu senken, stößt die Bauchspeicheldrüse jede Menge Insulin aus. Doch das ist auch das Signal an die Fettzellen, die Fettverbrennung zu drosseln. Daher stört ein hoher Blutzuckerspiegel das Abnehmen. Und jede Mahlzeit mit vielen Kohlenhydraten, die schnell zu Zucker abgebaut und ins Blut geschickt werden, hält den zügigen Fettabbau im Körper auf. Auf diese Weise ist es natürlich sehr schwer abzunehmen oder das Gewicht zu halten.

➜ Gegen Heißhungerattacken

Wird schnell viel Insulin gebildet, kann der Blutzucker so stark abfallen, dass schon kurz nach der Mahlzeit wieder ein Hungergefühl entsteht. Bei einer kohlenhydratbewussten Ernährung bleibt dieser Effekt aus.

Doch deswegen müssen nicht alle Kohlenhydrate geächtet werden. Wir brauchen diesen Grundnährstoff als Energielieferanten für die Körperzellen und ganz besonders für Nervenkraft und Geistesblitze. Die Rezepte in diesem Buch nutzen sogar überwiegend Kohlenhydrate, wie es nicht nur die Deutsche Gesellschaft für Ernährung in ihren Empfehlungen fordert. Allerdings gehören viele dieser Kohlenhydrate zu den langsamen, für deren Umwandlung sich der Körper Zeit nimmt. So gelangen sie auch nicht schlagartig als Blutzucker in die Gefäße. Solche »langsamen Kohlenhydrate« finden sich in fast allen Obst- und Gemüsesorten, in Nüssen und vor allem in Hülsenfrüchten. Eine kohlenhydratbewusste Ernährung gibt diesen Produkten gegenüber Kartoffeln, Brot, Nudeln und Reis den Vorrang.

➜ GLYX

Führen die Kohlenhydrate eines Lebensmittels zu einem hohen Blutzuckeranstieg, so spricht man von einem hohen GLYX-Wert, einem hohen »glykämischen Index«. Diese Lebensmittel kommen in unserer Diät allenfalls in geringen Mengen vor: typische Beilagen wie Kartoffeln, Reis oder Nudeln, ebenso herkömmliche Brotsorten und fast alle gesüßten Lebensmittel. Auch Bananen haben als einzige Obstsorte einen hohen GLYX-Wert. Das übrige Obst besitzt mittlere bis geringe Werte genau wie Gemüse und Hülsenfrüchte. Ohne Bedeutung für den GLYX-Vergleich sind Fette, Fleisch, Fisch und deren Produkte, weil sie keine Kohlenhydrate enthalten.

10 Regeln
für gesundes Abnehmen

1. Gesund abnehmen – abwechslungsreich statt einseitig essen

Ob Kohlsuppen-, Obst-, Brot- oder gar Ananasdiät, wer sich über viele Tage von immer den gleichen Lebensmitteln ernährt, wird weder seine Geschmacksnerven zufriedenstellen noch seine Gesundheit. Der Körper braucht ständig alle notwendigen Nährstoffe. Wer immer das Gleiche isst, dem drohen Defizite an lebenswichtigen Stoffen.

2. Individuell abnehmen – Sie bestimmen Intensität und Dauer

Nicht jeder hat die Disziplin und den Ehrgeiz eines Karl Lagerfeld und speckt innerhalb von einem guten Jahr 42 Kilo ab.

Wer erfolgreich abnehmen will, muss es typgerecht tun. Einige brauchen den schnellen Erfolg, der ihnen die Motivation zum Weitermachen sichert. Andere müssen sich langsam an die neue Art der Ernährung gewöhnen, das sind dann oft diejenigen, die das Gelernte für immer beibehalten. Den für Sie richtigen »5-Kilo-Weg« finden Sie mit Hilfe von Seite 13.

3. Effektiv abnehmen – gesicherte Erkenntnisse statt vager Theorie

Wer sich die Mühe macht, seine Ernährung umzustellen, und sich sogar täglich einem Sportprogramm unterzieht, darf erwarten, dass die Abnehmempfehlungen eine gute wissenschaftliche Basis haben und effektiv funktionieren. Verlassen Sie sich also nicht auf Wunderdiäten, aufgeblähte Versprechungen oder undurchschaubare Theorien, die zwar interessant und spektakulär klingen, aber mit Frust und im schlimmsten Fall sogar mit einer Fehlernährung enden.

4. Trinken beim Abnehmen – mindestens 1,5 Liter pro Tag

Eigentlich eine Binsenweisheit: Wer abnimmt, sollte reichlich trinken. Denn die Nieren brauchen die Flüssigkeit, um all die entstandenen Abbausubstanzen problemlos auszuscheiden. Außerdem vertreibt Wasser auf kalorienfreie Art und Weise das Hungergefühl. Hier ist eines wichtig: Nehmen Sie ein kalziumreiches Mineralwasser (über 150 mg/l), denn beim Abnehmen scheiden in der Regel fette Schnittkäsesorten als wichtige Kalziumlieferanten aus.

Erfolgreich 5 Kilo abnehmen

5. Vitalstoffreich abnehmen – wenig essen und dabei trotzdem fit bleiben

Wer beim Abnehmen weniger isst, muss darauf achten, dass das Wenige umso mehr Vitalstoffe enthält. Besonders reich daran sind Gemüse- und Obstsorten, davon sollten Sie am besten 5 Portionen täglich essen. Aber auch Fisch und Fleisch dürfen nicht fehlen. Beim Getreide sind die Vollkornprodukte besser, weil sie weit mehr Vitamine und Mineralstoffe bieten. Und bei Milchprodukten gibt es immer Magervarianten – denen wurde zwar das Fett genommen, knochenstärkendes Kalzium und Vitamin B2 für die Körperenergie blieben aber voll erhalten.

6. Kohlenhydratbewusst abnehmen – hält den Blutzucker im Zaum

Kohlenhydrate aus Obst (bis auf Bananen), Gemüse, Hülsenfrüchten und Nüssen sind zu bevorzugen. Sie erhöhen den Blutzucker nur mäßig, anders als Brot, Nudeln, Kartoffeln, Reis und Mais. Sie sollten sich also bei diesen Beilagen auf kleinere Portionen einstellen, an den »langsamen Kohlenhydraten« (siehe Seite 9) können Sie sich aber satt essen.

7. Fettbewusst abnehmen – weil vor allem fette Speisen fett machen

Fett ist das Füllmaterial der Fettzellen. Deshalb sollten Sie es aus der Ernährung wo immer möglich und sinnvoll streichen: Geflügelwurst und Schinkenröllchen statt Wurst und Frikadellen. Außerdem helfen die unzähligen fettreduzierten Milchprodukte, und wer sich die Butter nicht vom Brot nehmen lassen will, sollte zumindest auf die leichte Joghurtbutter umsteigen. Doch weil ungesättigte Fettsäuren für den Körper lebenswichtig sind, darf man darauf nicht verzichten: Raps- und Olivenöl für die heiße Küche, Walnussöl für den Salat und fetter Fisch für den gesunden Genuss.

8. Sportlich abnehmen – Bewegung ist der einzig echte Fatburner

Mehr Bewegung und Sport, das verbraucht nicht nur mehr Kalorien. Es baut Muskeln auf, die noch nach dem Training viel Fett verbrennen und dem Jojo-Effekt vorbeugen. Außerdem hebt Sport die Stimmung und zeigt die gute Wirkung der Diät, weil weniger Fett sofort mehr Fitness bedeutet.

9. Alltagstauglich abnehmen – ohne Pulver, Tees und Spezialdrinks

Wer nicht während der Diät lernt, fett- und kohlenhydratbewusst einzukaufen, zu kochen und zu essen, hat nach der Diät das alte Gewicht in Kürze wieder erreicht – und oft sogar noch mehr! Deshalb: auf Spezialprodukte verzichten und bereits während der Diät so kochen und genießen, wie es auch danach im Alltag möglich ist.

10. Ohne strikte Verbote abnehmen – Ausnahmen sind erlaubt

Natürlich nimmt niemand ab, wenn er ständig Schokolade oder Chips nascht. Doch nimmt der eine oder andere auch nicht erfolgreich ab, wenn er total darauf verzichten muss. Frust kommt auf und dann wird schnell die gesamte Diät in Frage gestellt, nur weil hin und wieder das Stück Kuchen fehlt. Moderne Diäten erlauben den gelegentlichen Regelbruch und raten dazu, sich die Ausnahme lustvoll zu gönnen.

Der Fahrplan
zum Wunschgewicht

Mit 3 Fragen zum richtigen Abnehmprogramm

Auf der nächsten Seite erwarten Sie in einer Übersicht 3 wichtige Abnehmfragen. Was Sie hierauf antworten, bestimmt die Auswahl Ihres Programms und die Vorgabe, wie viele Wochen Sie maximal brauchen werden, um die 5 Kilo abzunehmen. Jeder »5-Kilo-Weg« besteht aus einer Tageskalorienvorgabe und zumeist auch aus einem Sportprogramm mit speziellen Übungen. Für die 6 Abnehmprogramme bietet das Buch jeweils eine Beispielwoche mit Rezepten, die Vorschlag und nicht Zwang sind. Für die speziellen Abnehmprogramme finden Sie kurze Einführungen auf den jeweils angegebenen Seiten. Schauen Sie in alle Programme hinein, überall finden Sie Tipps und Rezepte.

Natürlich können Sie jederzeit Ihr Abnehmprogramm verlassen – weil der Sportaufwand zu groß oder die Kalorienzahl zu gering ausfiel. Sie können zum Beispiel mit dem 4-Wochen-Plan beginnen, nach sieben Tagen für 2 Wochen in den 8-Wochen-Plan wechseln und sich danach 5 Wochen im 10-Wochen-Programm ohne Sport tummeln: Trotz einiger Wechsel werden Sie so auch die 5-Kilo-Erfolgsmarke erreichen.

Und nach der Diät?

Ganz gleich ob Sie die 5 Kilo in 2 oder in 10 Wochen abgenommen haben, Sie wollen sie nie mehr wiedersehen. Deshalb: Bleiben Sie am Ball, lassen Sie Rad oder Joggingschuhe nicht in der Ecke stehen. Mindestens einmal in der Woche sollten Sie eine Stunde für Sport reser-

vieren. Essen Sie weiterhin fett- und kohlenhydratbewusst, wie Sie es in der Diät begonnen haben. Finden Sie heraus, wo Ihre persönlichen Fettnäpfchen lauern und wie Sie die Kalorienbomben auf Ihrem Speiseplan entschärfen können.

> ### → Warnhinweis
>
> Sollten Sie bereits im unteren Bereich Ihres Normalgewichtes (siehe Seite 6) liegen oder sogar noch darunter: Hände weg von der Diät! Jeder hier beschriebene Diätplan kann für Menschen mit Untergewicht gefährlich werden. Wenn Sie mit Ihrem (geringen) Gewicht unzufrieden sind, sollten Sie sich ratsuchend an einen Arzt oder Ernährungsexperten wenden.

Erfolgreich 5 Kilo abnehmen

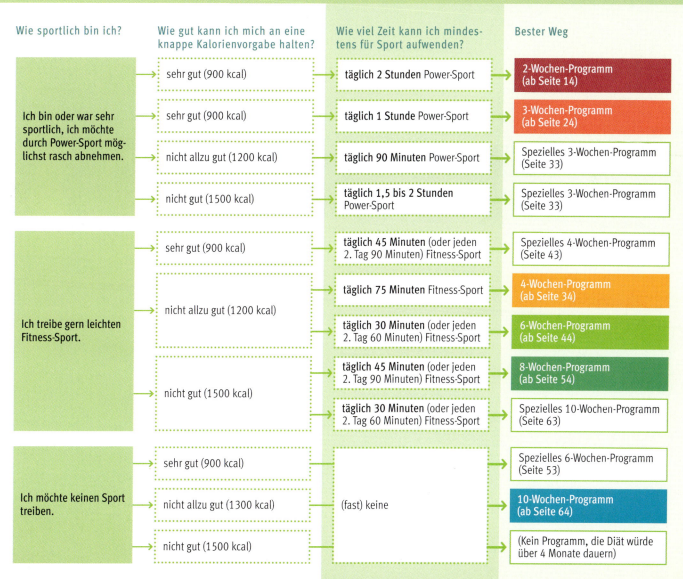

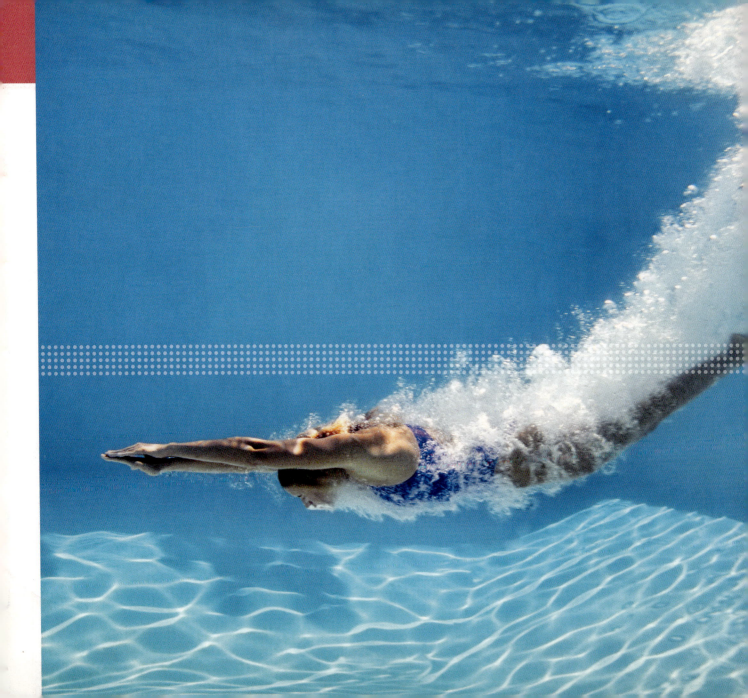

In 2 Wochen 5 Kilo weniger

Abnehmen auf die Turbo-Tour

Wir sind ehrlich: 5 Kilo abspecken in 2 Wochen ist kein Zuckerschlecken. 14 durchgeplante Tage mit nur 900 kcal, und jeden Tag Power-Sport – das ist nur etwas für Disziplinierte, die Sport lieben und in Top-Kondition sind, aber vielleicht in den vergangenen Monaten nicht zum Joggen kamen. Und jetzt ist kurz vorm Strandurlaub die Bikinifigur gewünscht. Alle, die weniger fit sind, sollten sich für 5 Kilo weniger etwas mehr Zeit gönnen.

1. Tag

Der beste Start in Ihr schlankeres Leben: morgendlicher Power-Sport noch vor dem Frühstück.

In den nächsten beiden Wochen wird Ihr Terminkalender gefüllt sein: mit sportlichen Aktivitäten. Darum sollten Sie immer schon früh anfangen. Power-Sport heißt die Devise und das bedeutet kräftiges Radfahren, zügiges Kraulen im Schwimmbad und schnelles Joggen – das allerdings wegen des Risikos von Gelenkproblemen nur für erfahrene Sportler. Trainieren Sie am Morgen 30 Minuten plus Aufwärmphase und Dehnübungen (Seite 122 und 136). Die dürfen nie fehlen! Denn kalte Muskeln führen schnell zu Zerrungen und beim Dehnen erholt sich der gesamte Körper.

Heute: aufs Rad und an die Hanteln

30 Minuten zügig radfahren steht heute auf dem Frühprogramm. Unbedingt mit Helm, bei dem rasanten Tempo! Abends sollten Sie diese Tour auf 60 Minuten ausdehnen, aber bei gleichem Tempo. Auch danach fehlen noch 400 kcal. Das Hantelprogramm ab Seite 124 können Sie schnell noch vor dem Schlafen absolvieren und dann beruhigt von Ihrem Urlaub mit Bikinifigur träumen.

FRÜHSTÜCK (300 kcal)
Apfelquark-Müsli mit Beerenmilch
Zubereitung: etwa 15 Minuten
75 g frische Beeren vorsichtig waschen, abtropfen lassen, putzen, von den Kelchblättern befreien und in kleine Stücke schneiden. **50 ml Magermilch** erhitzen, vorbereitete frische (oder auch tiefgekühlte Beeren) damit übergießen. **1 Apfel** waschen, halbieren, vom Kerngehäuse befreien und in kleine Würfel schneiden. **2 EL Haferflocken** ohne Fett in einer Pfanne kurz rösten. Beerenmilch mit **150 g Magerquark, 1 TL Honig,** Apfel und gerösteten Haferflocken verrühren.

MITTAGESSEN (300 kcal)
Tomatenhähnchen
Zubereitung: etwa 15 Minuten
150 g Tomaten und **1 kleine Paprika** waschen, putzen und in Würfel schneiden. **75 g Champignons** trocken abreiben, die Stielenden abschneiden. Pilze in Scheiben schneiden. **1 Zwiebel** schälen, fein hacken und in **1 EL Olivenöl** 2 Minuten dünsten. **100 g Hähnchenfilet** klein schneiden, zu den Zwiebeln geben, unter Rühren 2 Minuten braten. **4 Thymianzweige** waschen, die Blätter zu den Zwiebeln geben. Tomaten, Paprika und Pilze etwa 5 Minuten mitbraten. Mit **Salz, Pfeffer** und **Paprikapulver, edelsüß,** würzen. **1/4 Bund Petersilie** waschen, Blätter fein

hacken und vor dem Servieren über die Tomatenhähnchen streuen.

→ **Auch kalt noch lecker**
Das Gute an diesem Rezept: Sie können es gut verpackt mitnehmen und in der Mittagspause wie einen Salat essen.

ABENDESSEN (300 kcal)
Orangen-Karotten-Creme
Zubereitung: etwa 30 Minuten
1 Knoblauchzehe schälen und fein hacken. **1 Lauchzwiebel** waschen, putzen, von den dunkelgrünen Blattenden befreien und in feine Scheiben schneiden. Mit dem Knoblauch in **1 TL Rapsöl** dünsten. **300 g Karotten** schälen und sehr fein reiben. Zu den Lauchzwiebeln geben und bei mittlerer Hitze etwa 3 Minuten mitdünsten. Mit **300 ml Brühe** ablöschen. Zugedeckt bei geringer Hitze 20 Minuten köcheln lassen. **3 TL Walnüsse** grob hacken, in einer Pfanne ohne Fett goldgelb rösten. In den letzten 5 Minuten **100 ml Orangensaft** zur Suppe geben und alles pürieren, mit **Salz, Pfeffer** und **mildem Currypulver** würzen, nochmals erwärmen. **Magermilch-Joghurt** mit **1/2 TL Orangenschale** verrühren. Suppe mit diesem Joghurt und den Walnüssen servieren.

2. Tag

Gut geschlafen? Dann können Sie erholt und fit weiter trainieren. Am besten noch vor dem Frühstück.

Nachts hat der Körper die Kohlenhydrat-Vorräte aufgebraucht und danach die Fettzellen geplündert. Nach einem Frühstück mit Müsli, Brötchen, Brot und Marmelade – alles dicke Kohlenhydratlieferanten – verbrennt der Stoffwechsel wieder vermehrt diese Stoffe. Wer aber vorher sportelt, dessen Körper speist den dafür nötigen Energiebedarf weiterhin aus den Fettzellen.

Heute: Radeln und Schwimmen

Vorm Frühstück 30 Minuten zum Power-Sport aufs Fahrrad und nach der Arbeit noch eine Stunde ins Schwimmbad. Das ist doch zu schaffen, oder? Schwimmen heißt hier allerdings, wirklich zügig durchs Wasser zu gleiten und sich richtig zu verausgaben. Sonst kommen Sie nicht auf Ihr Kaloriensoll. Warum gerade Schwimmen und Radfahren optimal zum Abnehmen sind, erfahren Sie im Sportteil ab Seite 110. Dort finden Sie auch die Bauch-Beine-Po-Gymnastik, die Sie heute 2-mal hintereinander durchführen sollten. Zudem Aufwärmen und Dehnen – dann haben Sie's für heute geschafft.

FRÜHSTÜCK (300 kcal)
Kokos-Beeren-Smoothie
Zubereitung: etwa 7 Minuten
100 g Heidelbeeren, frisch oder tiefgekühlt, putzen beziehungsweise antauen lassen. **150 g Galiamelone** von Kernen und Schale befreien. Früchte mit **250 g Magermilch-Joghurt, 3 EL Kokoscreme** und **10 g Zucker** pürieren.

→ **Frühstück für Nichtfrühstücker**
Dieser Smoothie ist schnell gemacht und gut für alle, die morgens noch nicht so viel essen wollen. Wenn Sie aber ausgiebig frühstücken möchten, wählen Sie sich ab Seite 76 etwas anderes aus.

MITTAGESSEN (300 kcal)
Geflügel-Salat
Zubereitung: etwa 15 Minuten
3 Zweige Petersilie waschen, grobe Stiele abschneiden und Blätter grob hacken, mit **1 TL hellem Aceto balsamico, 50 g Frischkäse** (0,2 Prozent Fett) und **5 EL flüssiger Gemüsebrühe** verrühren. Mit **Salz** und **Pfeffer** würzen.
150 g Hähnchenbrust in kleine Würfel schneiden, in **1 EL Rapsöl** 5 Minuten braten. Mit **Paprikapulver, Salz** und **Pfeffer** würzen, abkühlen lassen. **150 g Chicorée** waschen, den Strunk heraustrennen, Chicorée klein schneiden, kurz in die Sauce tauchen und auf Teller verteilen.

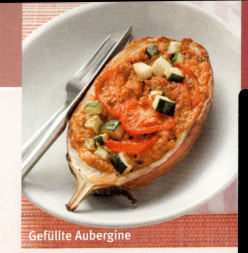
Gefüllte Aubergine

Hähnchenfleisch darauf verteilen. Mit dem Saucenrest übergießen.

ABENDESSEN (300 kcal)
Gefüllte Aubergine
Zubereitung: etwa 70 Minuten
Backofen auf 180 Grad vorheizen. **1 kleine Aubergine** waschen, längs halbieren und bis auf einen dünnen Rand aushöhlen. In eine Auflaufform stellen.
1 Zwiebel schälen und grob hacken.
1 Zucchini waschen, putzen und in Würfel schneiden. Die Hälfte der Zucchiniwürfel mit der Zwiebel, dem ausgelösten Auberginenfleisch, **1 TL Speisestärke, 100 ml Kokoscreme, 100 ml Brühe** und **1 EL Tomatenmark** pürieren, pikant mit **Kreuzkümmel, Currypulver, Rosenpaprika, Salz** und **Pfeffer** würzen. Masse in die Auberginenhälften geben.
2 Tomaten waschen, putzen, mit der zweiten Hälfte der Zucchiniwürfel auf die Aubergine geben. 1 Stunde im Ofen backen lassen.

3. Tag

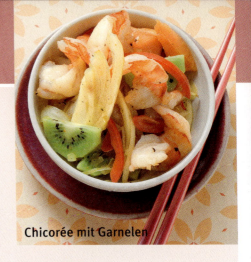

Chicorée mit Garnelen

Durchhänger hat jeder. Doch jetzt sollten Sie nicht aufgeben!

Sie haben es sich leichter vorgestellt? Es quält der Muskelkater? Die Familie sagt, dass sie zu kurz kommt? Gerade am dritten und vierten Tag winkt der Durchhänger. Jetzt vermissen Sie allmählich die ruhigen Abende. Jetzt spüren Sie den Muskelkater, der in der zweiten Woche aber schon vergessen sein wird. Denn mit der Zeit macht Power-Sport einfach nur glücklich. Also: Genießen Sie Ihr Durchhaltevermögen, für das Sie manch einer bewundern dürfte. Bald wird selbst der anstrengende Power-Sport zur angenehmen Gewohnheit.

Joggen – aber nur für Geübte

Joggen ist super zum Abnehmen, doch bei der falschen Technik oder fehlender Erfahrung kann es schnell zu Gelenkproblemen führen. Wer aber die Technik beherrscht und Erfahrung mitbringt, schlüpft heute in die Laufschuhe und macht sich morgens 30 Minuten und zum Stressabbau auch gleich nach der Arbeit 1 Stunde auf den Weg. Für unerfahrene Jogger bietet sich das Programm von gestern noch einmal an. In jedem Fall folgt abends noch das Hanteltraining (ab Seite 124).

FRÜHSTÜCK (300 kcal)
Quark mit Orangen
Zubereitung: etwa 7 Minuten
2 Orangen schälen, dabei sorgfältig auch die weiße Innenhaut entfernen. Die Orangenfilets aus den feinen Zwischenhäuten herausschneiden. Den auslaufenden Saft auffangen, mit Orangenfilets und **1 TL Honig** unter **100 g Magerquark** rühren. **2 EL kernige Haferflocken** in einer Pfanne ohne Fett rösten und über den Quark streuen.

MITTAGESSEN (300 kcal)
Chicorée mit Garnelen
Zubereitung: etwa 20 Minuten
1 großen Chicorée putzen, waschen, längs halbieren und in feine Streifen schneiden. **1 kleine Zwiebel** schälen und würfeln. **1 kleine Paprikaschote** längs halbieren, waschen, von Kernen und weißen Innenhäuten befreien und in feine Streifen schneiden. Zwiebelwürfel in **1 TL Rapsöl** dünsten, Paprika zugeben und 3 Minuten bei geringer Hitze mitdünsten. Mit **1/4 TL mildem Currypulver** und **1 EL Teriyaki-Sauce** würzen. Chicorée zugeben und unter Rühren etwa 5 Minuten garen. Mit **Salz** und **Pfeffer** würzen. **125 g küchenfertige Garnelen** zugeben und kurz erhitzen. **1/2 Papaya** von den Kernen befreien, schälen und in nicht zu kleine Würfel schneiden. **1 Kiwi** schälen, längs halbieren, in Scheiben schneiden. Obst in die Pfanne geben, kurz mit erhitzen und servieren.

ABENDESSEN (300 kcal)
Kohlrabi-Tomaten-Salat
Zubereitung: etwa 10 Minuten
150 g Kohlrabi schälen, grob reiben, in **100 ml Gemüsebrühe** etwa 2 Minuten garen, bis die Kohlrabiraspeln weich sind. **300 g Tomaten** waschen, putzen, vom Stielansatz befreien und in Scheiben schneiden. Die Hälfte mit dem Kohlrabi vermengen. Salatdressing aus der restlichen Brühe, **1 EL Olivenöl, 1 EL Aceto balsamico, Salz** und **Pfeffer** darüber geben. **5 kleine Basilikumblätter** waschen, trocken schwenken und über den Salat geben.
3 Scheiben Roggenknäckebrot mit **50 g Magerquark** bestreichen und mit den übrigen Tomatenscheiben belegen. Zum Salat essen.

4. Tag

2 Wochen

Bleiben Sie den ganzen Tag auf einem hohen Aktivitätslevel.

Da Sie Ihr Power-Sportprogramm zum Teil schon morgens absolvieren und sich damit in Höchstform puschen, bleiben Sie am besten den ganzen Tag aktiv. Das geht auch, wenn Sie im Büro arbeiten: Telefonieren Sie im Stehen, bleiben Sie nicht sitzen, wenn Sie sich mit Kollegen unterhalten. Und egal ob im eigenen Büro oder bei Besprechungen: Sie können für andere unmerklich auch im Sitzen trainieren. Einfach die Muskeln vom Po bis zum Unterschenkel anspannen, als wollten Sie Ihre Füße in den Boden drücken. Einige Sekunden halten, kurz entspannen und erneut anspannen. Eine weitere Fitnessübung für den Alltag: Nicht lange auf den Fahrstuhl warten, wenn Sie schneller zu Fuß sind.

Power-Sport und Gymnastik

Morgens sind die Schwimmbäder noch leer – die beste Gelegenheit! Also 30 Minuten rein ins Nass und zügig kraulen. Nach der Arbeit geht es dann 75 Minuten auf die Piste, mit dem Rad oder in Laufschuhen. Abends noch die leichte 200-Kalorien-Gymnastik ab Seite 132 – das dürfte sich doch fast wie Entspannung anfühlen.

FRÜHSTÜCK (300 kcal)

Birnencreme-Brot

Zubereitung: etwa 7 Minuten
1 kleine Birne halbieren, von Kerngehäuse und Schale befreien und grob reiben. Sofort mit **1 TL Zitronensaft** verrühren. **20 g Blauschimmelkäse** zerbröseln, mit **25 g Frischkäse** (0,2 Prozent Fett) und der Birnenmasse vermengen. **1 dünne Scheibe Vollkornbrot** damit üppig bestreichen, die übrige Creme so dazu essen. **200 ml naturtrüber Apfelsaft** ergänzen das Frühstück.

MITTAGESSEN (300 kcal)

Melone-Romana-Salat und Quarkdessert

Zubereitung: etwa 10 Minuten
100 g Romanasalat-Herzen waschen, trocken schwenken und mundgerecht zerschneiden. **1/2 große Zuckermelone** von den Kernen befreien, schälen, in kleine Würfel schneiden und zur Hälfte zum Salat geben. **1 EL Frischkäse** (0,2 Prozent Fett) mit **1 TL hellem Aceto balsamico, 1 TL Walnussöl** und **20 ml Traubensaft** verrühren, mit **Salz** und **Pfeffer** würzen und als Dressing darüber geben. **5 g Walnusskerne** in einer Pfanne ohne Fett kurz anbräunen und vor dem Servieren über den Salat geben. Restliche Melonenwürfel für das Dessert unter **100 g Magerquark** rühren.

ABENDESSEN (300 kcal)

Spinat-Flan

Zubereitung: etwa 45 Minuten
1 Zwiebel und **1 Knoblauchzehe** schälen, fein hacken und in **1 TL Olivenöl** dünsten. Die Hälfte davon beiseite stellen. Zur übrigen Hälfte **200 g tiefgekühlten Blattspinat** geben, etwa 7 Minuten mitgaren. Kurz abkühlen lassen. Mit **1/2 TL gekörnter Brühe, 100 g Frischkäse** (0,2 Prozent Fett) und **1 Ei** pürieren, mit **Salz, Pfeffer** und **Muskat** kräftig würzen. In ein feuerfestes Schälchen geben, so dass es zu 2/3 gefüllt ist. Mit Folie abdecken und in einen Topf stellen. So viel Wasser in den Topf geben, dass es fast bis zum Rand des Schälchens reicht. Zugedeckt 30 Minuten köcheln lassen. Inzwischen **1 TL Speisestärke** in **100 ml flüssiger Gemüsebrühe** auflösen, **1 kleine Möhre** sehr fein reiben, mit der zurückgelegten Zwiebel-Knoblauch-Mischung in der Gemüsebrühe etwa 10 Minuten offen bei mittlerer Hitze kochen, mit Salz, Pfeffer, Muskat und **Paprikapulver** würzen. Auf den gegarten Spinatflan geben und im Schälchen servieren.

5. Tag

Schon gemerkt? Dank Ihres intensiven Power-Sportprogramms wachsen die Muskeln.

Damit beugen Sie dem gefürchteten Jojo-Effekt vor. Denn Muskeln beherbergen einen Großteil der fettverbrennenden Kraftwerke des Körpers. Je muskulöser Sie sind, desto größer und zahlreicher Ihre inneren Fatburner. Auch nach der Diät werden diese umso mehr Fett abbauen. Außerdem sieht ein athletischer Körper einfach besser aus. Brauchen Sie noch mehr Gründe für Ihr Power-Programm?

Volle Power, viel Entspannung

Nach den schon gewohnten 30 Minuten Power-Frühsport (freie Auswahl) kommen heute später am Tag nochmal 75 Minuten Radfahren hinzu. Sehr zügig bitte, nicht nachlassen! Sollten Sie Wadenkrämpfe qualen fehlt Ihnen vermutlich Magnesium. Haferflocken, Hülsenfrüchte, Papaya, Kohlrabi und Vollkornbrot beugen einem Magnesiummangel vor. Auch Ihr Mineralwasser sollte mehr als 50 mg Magnesium pro Liter enthalten. Akut helfen Massage und Wärme. Entspannen können Sie bei der Gymnastik (ab Seite 132), die heute Ihr Programm abschließt.

FRÜHSTÜCK (200 kcal)
Herzhafte Gurkenquark-Brote
Zubereitung: etwa 7 Minuten
1/4 Bund Schnittlauch waschen, trocken schwenken und fein hacken. **50 g Cornichons** in kleine Würfel schneiden. Beides mit **75 g Magerquark** verrühren, mit **Salz** und **Pfeffer** würzen. **4 Scheiben Roggenknäckebrot** damit bestreichen. Mit **1 TL Sesam** bestreuen.

MITTAGESSEN (300 kcal)
Auberginen-Lasagne
Zubereitung: etwa 45 Minuten
1 dünne Aubergine waschen und längs in vier Scheiben schneiden. **1 Tomate**, **1 kleine Zucchini** und **100 g Champignons** säubern, putzen, in Scheiben schneiden. **1 kleine Zwiebel** schälen, hacken und in **1 TL Olivenöl** dünsten. **5 Thymianzweige** und **1/2 Rosmarinzweig** waschen, Blätter grob hacken und mit ins Öl geben. Die Auberginenscheiben beidseitig anbraten. Backofen auf 180 Grad vorheizen.
Eine längliche Auflaufform einfetten, mit einer Auberginenscheibe auslegen, darauf die Champignons geben, mit **Pfeffer** und **Salz** würzen und mit **1 EL Paniermehl** bestreuen. Mit einer Auberginenscheibe abdecken, die Zucchinischeiben einschichten, salzen und pfeffern, mit **1 EL Paniermehl** bestreuen und mit einer

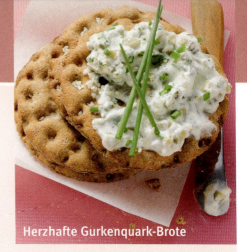

Herzhafte Gurkenquark-Brote

Auberginenscheibe abdecken. Mit den Tomatenscheiben bedecken, salzen, pfeffern und die letzte Auberginenscheibe darauflegen. **20 g Parmesan** darüber reiben, im Ofen 30 Minuten backen.

ABENDESSEN (400 kcal)
Thunfisch-Auflauf
Zubereitung: etwa 35 Minuten
50 ml Magermilch kurz aufkochen. **30 g Parmesan** reiben, die Hälfte in der Milch auflösen. **1 TL Kapern** zerdrücken und dazugeben. Backofen auf 180 Grad vorheizen. **200 g Tomaten** waschen und in Scheiben schneiden. **2 dünne Knäckebrotscheiben** in einen Gefrierbeutel geben und mit einem Nudelholz zerdrücken. Etwa zwei Drittel der Brösel in eine gefettete Auflaufform geben. Mit **140 g Thunfisch**, ohne Öl aus der Dose, und den Tomaten bedecken. Übrige Knäckebrotbrösel und die Sauce darüber geben, mit dem restlichen Parmesan bestreuen. 20 Minuten backen.

6. Tag

2 Wochen

Bringen Sie mehr Abwechslung ins Power-Programm, auch wenn es Sie mehr Zeit kostet.

Könnte Ihnen Walken, Aerobic, Gymnastik oder Wandern auch Spaß machen? Und würden Sie gern mal mit anderen, die aber weit weniger Sportsgeist besitzen als Sie, zusammen aktiv werden? Dann tun Sie es! Einziger Minuspunkt: Sie müssen bei diesen Sportarten im Vergleich zum Power-Sport mehr Zeit einrechnen, um auf den gleichen Fettabbau-Effekt zu kommen. Doch warum nicht mal am Wochenende mit Freunden oder der Familie einen Fitness-Tag einlegen?

Fitness-Tag mit Freunden

Wenn Sie wie üblich morgens erst mal solo 30 Minuten Power-Sport betreiben, also sehr zügig radeln, joggen oder schwimmen, haben Sie 400 kcal verbrannt. Die noch offenen 1200 kcal werden Sie heute auf einer 5-stündigen leichten Wandertour auf ebenen Wegen und ohne große Anstrengung los – mit Familie oder ein paar Freunden. Bei gutem Wetter und dem richtigen Proviant (der Romanasalat wäre gut geeignet) wird das ein wunderbarer Tag. Und für die nötigen Aufwärm- und Dehnübungen haben Sie inzwischen die beste Trainerkompetenz!

FRÜHSTÜCK (300 kcal)

Apfel-Möhren-Salat

Zubereitung: etwa 7 Minuten
1 EL Walnüsse fein hacken. **1 kleine Möhre** und **10 g frischen Ingwer** schälen, Möhre grob und Ingwer fein reiben. **1 kleine Papaya** von Kernen und Schale befreien, zerdrücken und mit **3 EL Orangensaft** verrühren. **1 Apfel** waschen, vom Kerngehäuse befreien und in grobe Würfel schneiden, mit den übrigen Zutaten vermengen. Dazu **200 ml Orangensaft.**

MITTAGESSEN (300 kcal)

Romanasalat mit Tomatenknäcke

Zubereitung: etwa 10 Minuten
1/2 Bund Schnittlauch waschen, trocken schwenken und hacken. **1 Schalotte** oder sehr kleine Zwiebel schälen und fein hacken, mit Schnittlauch, **40 g Magermilch-Joghurt, 1 TL Olivenöl, 1/2 TL Zitronensaft** und **1/4 TL mildem Senf** verrühren. Mit **Salz** und **Pfeffer** würzen. **100 g Romanasalat** putzen, waschen und trocken schwenken. In mundgerechte Stücke brechen. Dressing unter den Salat geben. **1 EL Tomatenmark** und **40 g Frischkäse** (0,2 Prozent Fett) verrühren, salzen und pfeffern. **3 Scheiben Vollkornknäckebrot** damit bestreichen. **2 Tomaten** waschen, vom Stielansatz befreien, in dicke Scheiben schneiden und auf die Quarkbrote verteilen.

ABENDESSEN (300 kcal)

Fleischtomaten mit Spinat

Zubereitung: etwa 30 Minuten
2 Fleischtomaten waschen, Deckel abschneiden und aushöhlen. Das herausgelöste Fruchtfleisch hacken. **200 g tiefgekühlten Blattspinat** kurz in einem Topf bei geringer Hitze auftauen lassen. Backofen auf 180 Grad vorheizen. **1 kleine Zwiebel** und **1 Knoblauchzehe** schälen, hacken und in **1 TL Olivenöl** dünsten, Spinat und das Tomateninnere zugeben, 4 Minuten unter Rühren bei mittlerer Hitze garen, mit **Salz, Pfeffer, Paprikapulver** und **Muskat** kräftig würzen. Mischung auf die ausgehöhlten Tomaten verteilen. **5 Zweige Basilikum** waschen und die Blätter grob hacken, mit **2 EL Paniermehl** verrühren, auf die Tomaten geben. In einer kleinen Auflaufform im vorgeheizten Ofen 15 Minuten backen. Derweil **40 g Frischkäse** (0,2 Prozent Fett) mit **1 TL Tomatenmark** mit Salz, Pfeffer und Paprikapulver würzen, auf **2 Scheiben Roggenknäckebrot** streichen und zu den gefüllten Tomaten servieren.

7. Tag

Mal wieder auf die Waage geschaut? Da machen sich die ersten Erfolge bemerkbar. Glückwunsch!

Doch eigentlich haben Sie weit mehr Fett verloren, als Ihre Waage angibt. Sie misst ja auch die Zunahme an Muskeln. Also liegt der echte Fettverlust sicher noch höher. Das motiviert doch ungemein, oder? Deshalb: Mutig weitermachen, denn bis zu den 5 Kilo ist noch ein bisschen was zu tun.

Weniger Power, mehr Zeit

Haben Sie heute frei? Super, dann reichen 30 Minuten Power-Sport, am besten vor der ersten Mahlzeit. Das restliche Programm wird etwas weniger schweißtreibend, dafür zeitaufwändiger absolviert. Mit Thera-Band oder Hanteln bieten sich die entsprechenden Programme ab Seite 124 an. Ohne diese Sportutensilien können Sie auch die Bauch-Beine-Po-Übungen gleich 2-mal hintereinander durchführen. Danach ab zum Schwimmen, wo Sie vielleicht mit Partner oder Freunden eine Stunde lang den Badespaß genießen. Auch hierbei verlieren Sie gut und gerne 400 kcal. Abends noch die Gymnastik (ab Seite 132). Das dauert Ihnen alles zu lang? Dann wiederholen Sie das Sportprogramm vom 1. Tag.

FRÜHSTÜCK (200 kcal)

Knäckebrot mit Paprika-Petersilien-Creme

Zubereitung: etwa 10 Minuten

1/4 Bund Petersilie waschen, trocken schwenken und fein hacken. Mit **2 EL Ajvar** (milde Paprikapaste) und **3 EL Frischkäse** (0,2 Prozent Fett) im Mixer pürieren, mit **Salz** und **Pfeffer** würzen und auf **4 Scheiben Roggenknäckebrot** streichen. **1 kleine gelbe Paprika** halbieren, waschen, von Kernen und weißen Innenhäuten befreien und in dünne Streifen schneiden. Auf die Knäckebrote legen.

MITTAGESSEN (300 kcal)

Fischcurry aus der Pfanne

Zubereitung: etwa 15 Minuten

200 g Seelachsfilet, frischen Fisch entgräten, tiefgekühlten etwas antauen lassen, in mundgerechte Würfel schneiden. **2 Tomaten** waschen, vom Stielansatz befreien und in Würfel schneiden. **1 kleine Zwiebel, 1 Knoblauchzehe** und **1 kleine mehligkochende Kartoffel** in Würfel schneiden und in **1 TL Rapsöl** dünsten. **1/4 TL Kreuzkümmel** kurz mitdünsten. Die Tomatenwürfel zugeben und bei geringer Hitze 2 Minuten garen. Mit **1/4 TL mildem Currypulver, 1 Spritzer Tabasco** und **1/2 TL Zitronensaft** würzen. Fischwürfel zugeben und 5 Minuten bei geringer Hitze garen. **1/4 Bund Petersilie** waschen und fein hacken. Auf das Fischcurry streuen und servieren.

ABENDESSEN (400 kcal)

Gewürzgurken-Tomaten-Pfanne mit weißen Bohnen

Zubereitung: etwa 15 Minuten

200 g Senfgurken abtropfen lassen und in Scheiben schneiden. **150 g Tomaten** waschen, vom Stielansatz befreien und in kleine Würfel schneiden. **1 kleine Zwiebel** schälen und fein hacken, in **1 EL Olivenöl** kurz dünsten, **3 EL Tomatenpüree** zugeben und kurz mitdünsten. Mit **3 EL Aceto balsamico** ablöschen. Gurken zugeben und bei geringer Hitze ungefähr 3 Minuten garen. **5 Zweige Thymian** und **1 Blatt Liebstöckel** waschen, mit in die Pfanne geben. **200 g weiße Bohnen** aus der Dose abspülen, abtropfen lassen, mit den Tomaten in die Pfanne geben und weitere 3 Minuten garen. Mit **Salz** und **Pfeffer** würzen. Das Liebstöckelblatt entfernen. **50 g Frischkäse** (0,2 Prozent Fett) und **1 EL Tomatenpüree** verrühren, mit Salz und Pfeffer würzen, auf **3 Scheiben Roggenknäckebrot** streichen und zum Gemüse servieren.

Wie geht's weiter?

2 Wochen

Feiern Sie Bergfest, die Hälfte des Weges haben Sie hinter sich und können Zwischenbilanz ziehen. Hat sich die Mühe gelohnt?

Konnten Sie die große zeitliche Belastung mit Ihrem Engagement im Beruf und dem Privatleben vereinbaren? Haben Sie Rezepte kennengelernt, die Sie auch nach der Diät weiterhin gern genießen werden? Bekommen Sie allmählich Freude an dem harten Power-Sport? Natürlich nagt eine solch krasse Umstellung des Tagesablaufes mit zwei Stunden schweißtreibendem Sport, neuen Rezepten und dem ständigen Kampf gegen alte Gewohnheiten an Ihrer eisernen Diziplin. Aber Sie haben durchgehalten! Die zweite Woche wird leichter. Versprochen. Doch wenn Sie merken, dass Sie sich mit dem 2-Wochen-Programm zu viel vorgenommen haben, dann bitte hier nicht abbrechen, sondern das Programm modifizieren. Schauen Sie auf Seite 13 und justieren Sie Ihren individuellen Plan zum »5-Kilo-Ziel« neu.

Mehr Rezepte, alle Varianten

Sie machen weiter? Super! Wenn Ihnen einzelne Rezepte so gut geschmeckt haben, dass Sie sie gleich in der nächsten Woche nochmals essen mögen, bitte schön. Doch die Auswahl ist groß. Sie finden viele Rezeptideen ab Seite 75 und natürlich auf den Seiten der anderen Beispielwochen. Um auf die 900 kcal pro Tag zu kommen, können Sie zwischen drei Varianten wählen: 3-mal täglich 300 kcal, je einmal 200, 300 und 400 oder 200 zum Frühstück, 300 mittags und abends und außerdem ein kleiner Snack zwischendurch mit 100 kcal. Probieren Sie aus, was für Sie optimal ist. Auf jeden Fall sollten Sie angemessen frühstücken, sonst geraten Sie am Vormittag in ein Tief, aus dem Sie eventuell den ganzen Tag nicht wieder herauskommen.

Und nach der Diät?

Bleiben Sie am Ball. Lassen Sie nicht von heute auf morgen Rad, Joggingschuhe oder Badetasche in der Ecke stehen. Mindestens dreimal in der Woche reservieren Sie im Terminkalender eine Stunde für den Sport. Und dicke Ernährungsgewohnheiten müssen sich dünn machen. Legen Sie Ihr Augenmerk auf die regelmäßigen großen oder auch kleinen Kalorienbomben: die 2 Bier am Abend, das ständige Nebenher-Essen, die Cola, die Cräcker beim Fernsehen ... Entschärfen Sie diese Kalorienbomben: Vielleicht abends nur noch ein Bier, weg mit dem Knabberzeug, statt Cola eine selbstgemixte Fruchtsaftschorle und beim kleinen Appetit gibt's Mandarinen, Apfelspalten oder Knäckebrotstückchen mit fettarmem Frischkäseaufstrich.

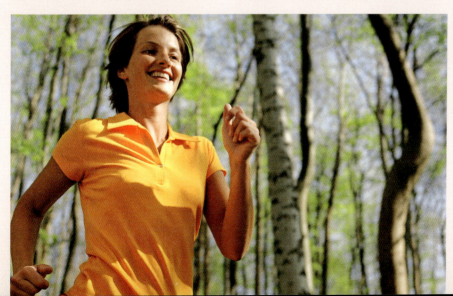

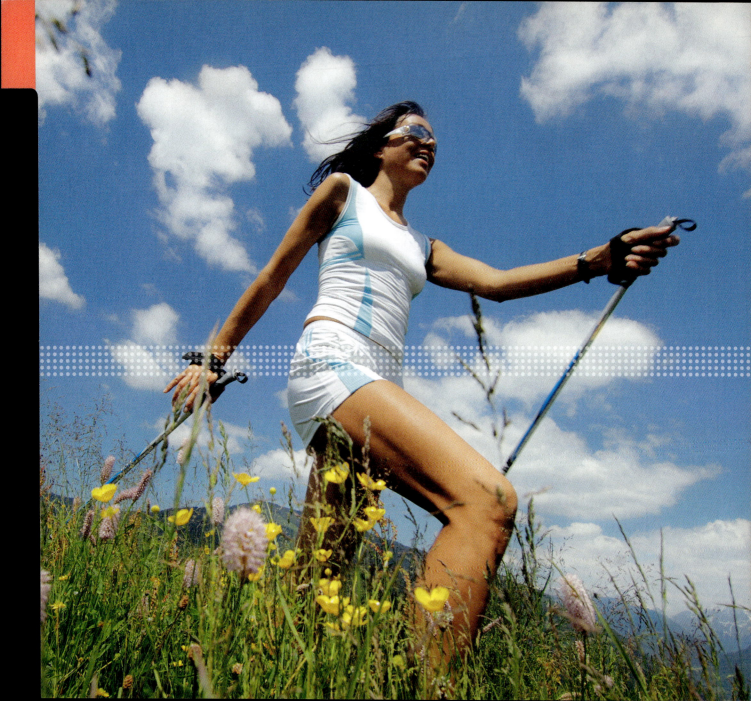

In 3 Wochen 5 Kilo weniger

Täglich fleißig trainieren, damit die Pfunde purzeln

Drei Wochen lang täglich nur 900 kcal aufnehmen und dazu noch sportliche Hochleistungen bringen – sind Sie dem gewachsen? Das ist zum Beispiel genau richtig für all jene, die mal zu den ehrgeizigen Sportlern gehörten und dann die Zügel etwas lockerer ließen. Jetzt also heißt es: wieder auf Trab kommen, damit die alte Fitness und die schlanke Form schnell zurückkehren.

1. Tag

Etwa 60 Minuten alles geben und dabei gleich Hunderte von Kalorien verbrennen. Power-Sport plus einige Übungen für daheim sollten Sie jetzt täglich in Ihren Tagesplan einbauen.

Mit dem nötigen Ehrgeiz und den richtigen Rezepten ringen Sie Ihrem Körper in 21 Tagen 5 Kilo ab. Die Rezepte für täglich 900 kcal und die Vorschläge zum Sportprogramm finden Sie zumindest für die erste Woche auf diesen Seiten, wichtige weitere interessante Sportinfos ab Seite 109 und weitere Rezepte ab Seite 75.

Power-Sport, der Spaß macht

Richtig ins Schwitzen zu kommen, das kann auch Spaß machen. Vorschlag für heute: Gleich nach dem Aufstehen ins Sportdress schlüpfen, aufwärmen und ab aufs Fahrrad. Nun geht's 45 Minuten lang richtig zügig etwa 18 Kilometer durch Wald und Flur – je nachdem, wo Sie wohnen. Danach sind Sie bestimmt wach und freuen sich über die verbrannten 600 kcal, auf eine heiße Dusche und einen aktiven Tag. Am Abend kommt dann noch das Bauch-Beine-Po-Programm (ab Seite 127) hinzu. Damit werden Sie nochmals 200 kcal los und straffen zusätzlich Ihre Problemzonen.

FRÜHSTÜCK (300 kcal)
Kiwi-Müsli
Zubereitung: etwa 7 Minuten
40 g kernlose Weintrauben waschen und halbieren, **2 Kiwis** schälen und in feine Scheiben schneiden. Früchte mit **2 EL kernigen Haferflocken** und **1 EL Rosinen** vermengen. **40 ml fettarme Milch** mit **40 g Magerquark** verrühren und über den Früchte-Flocken-Mix geben. **1 EL Walnüsse** grob hacken und über das Trauben-Kiwi-Müsli streuen.

MITTAGESSEN (300 kcal)
Birnen-Eintopf mit zweierlei Bohnen
Zubereitung: etwa 25 Minuten
150 g grüne Bohnen waschen, putzen und in Salzwasser 15 Minuten garen. Derweil **100 g Räucherschinken** in kleine, dünne Streifen schneiden. **Bohnenkraut** waschen, trocken schwenken und die Blätter abzupfen. **1 große Birne** schälen, halbieren, vom Kerngehäuse befreien, in kleine Würfel schneiden. Die grünen Bohnen abgießen, das Kochwasser auffangen, Bohnen abkühlen lassen und je nach Länge dritteln oder vierteln. Die Birnenstücke in 5 EL Kochwasser mit Schinkenstreifen, Bohnenkraut und **100 g weißen Bohnen** aus der Dose aufkochen. Grüne Bohnen zugeben, aufkochen lassen und mit **Salz** und **Pfeffer** nach Geschmack würzen.

ABENDESSEN (300 kcal)
Fitmacher-Rohkost
Zubereitung: etwa 7 Minuten
1 Tomate waschen, vom Stielansatz befreien und in Scheiben schneiden. **1 Frühlingszwiebel, 1 Karotte, 1 kleine Zucchini** und **6 Radieschen** waschen, putzen, in dünne Scheiben schneiden. **1 TL Zitronensaft** mit **1 TL Honig, 1 TL hellem Balsamico-Essig** und **1 EL Walnussöl** verrühren, das Gemüse unterrühren und mit **Salz** und **Pfeffer** würzen. Mit **1 TL gehackten Walnüssen** bestreuen. Dazu gibt es **200 ml Apfelsaft**.

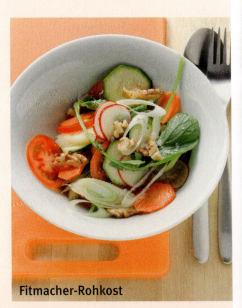

Fitmacher-Rohkost

2. Tag

Bitte noch nicht heute auf die Waage steigen! Erste Erfolge zeigen sich oft am dritten Tag. Also weiterhin viele Kalorien verbrennen und nur wenige, aber besonders »nährstoffreiche« essen!

Auch wenn Sie sehr streng trainieren, sich strikt an die Rezepte halten und wenig Geduld haben, lässt sich der Erfolg auf der Waage so schnell noch nicht feststellen. Und wenn doch, so ist es vornehmlich Wasser, das Sie durch den Sport verloren haben. Ein Zeichen dafür, dass Sie zu wenig trinken. Wenn Sie beim Sport stark schwitzen, sollten es weit über 1,5 Liter Flüssigkeit täglich sein. Das schaffen Sie nicht? Probieren Sie aus, ob Sie statt Wasser klare Brühe mögen oder einen aromatischen Kräutertee.

»Pack die Badehose ein ...«

Heute geht es ins Schwimmbad, 30 Minuten zügig schwimmen. Auch dabei sollten Sie nicht vergessen, sich zuvor aufzuwärmen und danach die Muskeln zu dehnen. Um auf 800 verbrannte Kalorien zu kommen, führen Sie am Abend das Hanteltraining (ab Seite 124) durch. Das klappt auch ohne Hanteln, wenn Sie stattdessen kleine, mit Wasser gefüllte Plastikflaschen verwenden.

FRÜHSTÜCK (300 kcal)

Bircher-Müsli

Zubereitung: etwa 15 Minuten

3 EL kernige Haferflocken in **3 EL Magermilch** einrühren. **1 große Orange** schälen, so dass auch die weiße Innenhaut mit entfernt wird. Die einzelnen Fruchtfilets aus den Häutchen herausschneiden, dabei den Saft auffangen. Saft mit **1 TL Honig** und **5 g Walnusskernen** vermengen. **1 Apfel** waschen, vom Kerngehäuse befreien und grob reiben, sofort mit der Orangensaftmischung, den Haferflocken und den Orangenfilets verrühren.

MITTAGESSEN (300 kcal)

Brokkoli-Pfanne

Zubereitung: etwa 40 Minuten

200 g Brokkoli waschen, die kleinen Röschen abschneiden. **1 grüne Paprika** längs aufschneiden, waschen, Kerne und weiße Innenhäute entfernen, Fruchtfleisch klein hacken. **1 kleine Zucchini** waschen, putzen, längs durchschneiden und in dünne Scheiben schneiden. **1 Schalotte** schälen und hacken. In einer Pfanne mit hohem Rand **1 TL Rapsöl** erhitzen, die Schalotte darin 2 Minuten dünsten. Brokkoliröschen, Paprika und Zucchini hinzugeben. Weitere 2 Minuten dünsten. **2 EL Orangensaft, 1 TL mildes Currypulver** und **1 TL Sojasauce** zugeben und mit **100 ml flüssiger Gemüsebrühe**

ablöschen. 20 Minuten bei geringer Hitze einkochen lassen. **100 g Champignons** trocken abreiben, Stielenden abschneiden und Pilze in dünne Scheiben schneiden. In **5 EL Kokoscreme** etwa 5 Minuten dünsten und unter die Brokkoli-Pfanne geben, kräftig mit **Salz, Pfeffer** und **Curry** würzen.

ABENDESSEN (300 kcal)

Zucchini-Fisch-Suppe

Zubereitung: etwa 20 Minuten

150 g Kabeljaufilet (frisch oder tiefgekühlt) mit **1 TL Zitronensaft** beträufeln und in den Kühlschrank stellen. **1 kleine Zucchini** und **1 kleine Lauchzwiebel** waschen, putzen und in feine Scheiben schneiden. Die Lauchzwiebel und die Hälfte der Zucchinischeiben in **1 TL Olivenöl** 2 Minuten dünsten. Mit **300 ml Fischbrühe** ablöschen, bei mittlerer Hitze 5 Minuten leicht einkochen und pürieren. Kabeljau in Stücke schneiden, mit den restlichen Zucchinischeiben zur Suppe geben, 3 Minuten kochen, mit **Salz** und **Pfeffer** würzen. **1/4 Bund Schnittlauch** waschen, trocken schütteln und sehr fein hacken. **1 kleine Knoblauchzehe** schälen, durch eine Presse in **50 g Frischkäse** (0,2 Prozent Fett) drücken und mit dem Schnittlauch zur Suppe servieren.

3. Tag

Heute schon gejoggt, gekrault oder auf dem Fahrrad gestrampelt?

Okay, die Muskeln streiken und vielleicht auch ein bisschen der vor drei Tagen noch so eiserne Wille. Geben Sie nicht nach! Sie wissen, was Sie wollen: 5 Kilo weniger. Und Sie wissen, wie Sie es schaffen: Heute wieder 45 Minuten Power-Sport, eine kleine Gymnastik und drei nährstoffreiche 300-Kalorien-Mahlzeiten mit 100 Prozent Genuss.

Heute: Joggen, wenn Sie mögen

Wer das Joggen nicht gewohnt ist, sollte es als Abnehmsport nicht beginnen. Doch wenn Ihre Gelenke die Belastung kennen, wäre ein 45-Minuten-Lauf heute ideal. Ansonsten einfach wieder rein ins Schwimmbecken und diesmal 45 Minuten kraulen. Dann reicht am Abend auch das kurze Gymnastikprogramm von Seite 132. Empfehlenswert ist solch eine leichte Gymnastik auch noch nach dem Essen, am besten kurz vor dem Schlafengehen. Trotzdem das Dehnen zum Schluss nicht vergessen, sonst weckt Sie morgen möglicherweise unsanft ein verspannter Körper.

FRÜHSTÜCK (300 kcal)
Kressebrot mit Weintrauben
Zubereitung: etwa 7 Minuten
1 Scheibe Vollkorntoast rösten. **1 EL Walnüsse** in einer Pfanne ohne Fett bräunen und fein hacken. **1/2 Kästchen Kresse** abschneiden. Mit den Nüssen und **50 g Frischkäse** (0,2 Prozent Fett) verrühren, mit **Salz** und **Pfeffer** würzen. Dick auf das Toastbrot geben und mit **30 g gekochtem Schinken** belegen. **150 g kernlose Weintrauben** dazu reichen.

MITTAGESSEN (300 kcal)
Kabeljau im Zucchinibett
Zubereitung: etwa 30 Minuten
Backofen auf 180 Grad vorheizen.
1 Zucchini waschen, längs aufschneiden, mit einem Teelöffel das Innere heraustrennen, so dass ein Rand stehen bleibt. Fruchtfleisch klein schneiden.
1 kleine Zwiebel und **1 Knoblauchzehe** schälen, fein hacken und in **1 EL Olivenöl** 2 Minuten dünsten, Zucchiniwürfel und **1 TL Tomatenmark** für 2 Minuten bei mittlerer Hitze dazugeben. **150 g Kabeljau,** wenn tiefgekühlt leicht antauen lassen, wenn frisch entgräten. In Würfel schneiden und mit in die Pfanne geben. Mit **1 TL Zitronensaft, Salz, Pfeffer** und wenig **Kurkuma** würzen, **50 g Frischkäse** (0,2 Prozent Fett) unterrühren und kurz bei geringer Hitze sämig einkochen.

Zucchinihälften mit Salz und Pfeffer würzen, mit **1 TL Zitronensaft** einreiben, mit der Zucchini-Kabeljau-Masse füllen und 15 Minuten backen.

ABENDESSEN (300 kcal)
Putenröllchen mit Kürbis
Zubereitung: etwa 7 Minuten
1 kleiner Kürbis (350 g ungeschält) schälen, Kerne entfernen, Fruchtfleisch in kleine dünne Scheiben schneiden. **120 g Putenschnitzel** mit **Salz** und **Pfeffer** würzen, mit einigen Kürbisscheiben belegen, aufrollen. Röllchen mit **Holzspießchen** fixieren und mit **1 TL Ajvar** bestreichen. In einer beschichteten Pfanne in **1 TL Rapsöl** anbraten, bei schwacher Hitze in 12 Minuten fertig garen.
1 Lauchzwiebel waschen, putzen und klein schneiden. Mit den restlichen Kürbisscheiben 10 Minuten in **2 EL flüssiger Gemüsebrühe** dünsten. **3 EL Frischkäse** (0,2 Prozent Fett) zugeben und mit Salz und Pfeffer würzen. Mit den Röllchen zusammen servieren.

➡ Außerhalb der Kürbissaison nehmen Sie statt Kürbis eine große Zucchini.

4. Tag

Direkt wenn der Wecker klingelt, dürfen Sie einen Wunsch an den Tag schicken. Schon fällt das Aufstehen leichter. Und manchmal geht der Wunsch ja in Erfüllung.

Wie wäre es, wenn Sie sich schon in der Früh ein leckeres Rezept wünschen, vielleicht eine wärmende Zucchinicreme oder einen exotischen Papaya-Kokos-Drink? Sie können sich aber auch wünschen, dass Sie allmählich am schweißtreibenden Sport Freude finden, und darüber nachdenken, ob es nicht einiges gibt, was Ihnen schon jetzt daran gefällt.

Den Kilos davonradeln

Wie bereits am ersten Tag geht es heute raus auf eine diesmal immerhin 70-minütige Fahrradtour – dafür entfällt die Fitnessübung. Bitte die ersten 30 Minuten richtig durchstarten, so dass Sie in dieser halben Stunde gut 12 Kilometer zurücklegen. Dafür können Sie es in den folgenden 40 Minuten ruhiger werden lassen und sich diese Zeit für den Rückweg nehmen. Und sollte dieser Plan in ein Schlechtwettertief und damit ins Regenwasser fallen, planen Sie heute das Sportprogramm von morgen ein – oder sollte Ihnen das gestrige gefallen haben, ist auch eine Wiederholung okay.

FRÜHSTÜCK (200 kcal)
Papaya-Kokos-Drink
Zubereitung: etwa 7 Minuten
1/4 reife Papaya von den Kernen befreien, aus der Schale herauslösen und mit **150 ml Apfelsaft** und **50 g Kokoscreme** (oder Kokosmilch) pürieren. Zum Garnieren **1 TL Kokosraspel** ohne Fett rösten und dazugeben.

MITTAGESSEN (400 kcal)
Geflügel-Spinat-Auflauf
Zubereitung: etwa 45 Minuten
Backofen auf 200 Grad vorheizen.
150 g tiefgekühlten Blattspinat in einer Schüssel antauen lassen. **100 g Hähnchenbrust** in kleine Würfel schneiden. **1 Schalotte** schälen und sehr fein hacken, in **1 TL Rapsöl** kurz anbraten. Die Hähnchenwürfel mitdünsten, nach 3 Minuten den Spinat zugeben. Das Ganze geschlossen bei geringer Hitze etwa 5 Minuten garen. Mit **Salz, Pfeffer** und **Muskat** gut würzen.
75 g Magerquark mit **1 Ei** verrühren und unter die Spinatmasse mischen. Eine Auflaufform leicht fetten, die Masse einfüllen. **2 Zweige Basilikum** waschen, trocken schwenken. Die Blätter fein hacken, mit **1 EL gemahlenem Parmesan** und **1 EL sehr fein gemahlenem Paniermehl** mischen und über den Auflauf geben. 30 Minuten im Ofen backen.

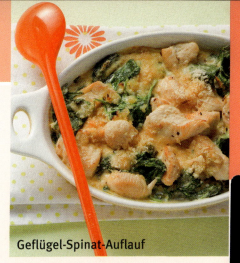

Geflügel-Spinat-Auflauf

ABENDESSEN (300 kcal)
Zucchinicreme
Zubereitung: etwa 20 Minuten
200 g Zucchini grob reiben. **1 kleine Kartoffel** schälen und fein reiben. **1 Zwiebel** und **1 Knoblauchzehe** schälen, fein hacken und in **1 TL Olivenöl** glasig dünsten. Kartoffel, Zucchini, **1 TL gekörnte Brühe** und 300 ml Wasser dazugeben. 5 Minuten bei hoher Hitze dünsten.
1/2 Bund Petersilie waschen, trocken schwenken und die Blätter fein hacken. Zur Hälfte mit **1 TL hellem Aceto balsamico** unter das Gemüse geben, sehr fein pürieren. Mit **Salz** und **Pfeffer** würzen.
1 TL Walnüsse hacken, mit **1 EL Paniermehl** ohne Fett kurz in einer Pfanne bräunen, mit der restlichen Petersilie vermengen und vor dem Servieren über die Suppe geben. Dazu gibt es **1 dünne Scheibe Vollkornbrot**.

3 Wochen

5. Tag

**Wie fühlen Sie sich? Etwas ge-
schlaucht vom Power-Sport? Aber hoffentlich auch gestärkt und motiviert.**

Immerhin dürften sich die ersten Erfolge
bemerkbar machen, die vitalstoffreichen
Rezepte schmecken immer besser und
lassen Sie aufleben. Also: Nur weiter so!
Trotz der wenigen Kalorien versorgen die
Rezepte Sie mit allem, was Sie brauchen.
Ungewohnt sind die geringen Mengen an
Beilagen wie Kartoffeln, Nudeln oder
Reis. Doch das hilft Ihrem Körper, die
Fettreserven zu mobilisieren und effektiv
abzunehmen. Außerdem lässt das mehr
Platz für gesundes Gemüse, das Sie her-
vorragend mit lebenswichtigen Substan-
zen versorgt.

Gemeinsam fit

Damit sich die in den letzten Tagen stark
strapazierten Muskeln erholen können,
heute kein Power-Sport, sondern eine
Stunde gemütliches Radfahren zum Aus-
spannen. Da könnten Sie doch mal Ihre
Freunde mitnehmen, oder? Die werden
ohnehin schon murren, weil Ihr Sportprogramm jetzt einem gemeinsamen
Einkaufsbummel oder Kneipenbesuch
im Weg steht. Zur Fahrradtour kommt
noch das Thera-Band-Training ab Seite
129 hinzu. Vielleicht auch zu zweit?

FRÜHSTÜCK (200 kcal)
Kiwi-Mandarinen-Knäcke
Zubereitung: etwa 7 Minuten
1 Kiwi und **1/4 reife Papaya** schälen, Kerne der Papaya herauslösen, beide Früchte
mit einer Gabel zerdrücken und verrühren.
2 große Mandarinen schälen, in dicke
Scheiben schneiden, sorgfältig von den
Kernen befreien, in kleine Stücke schneiden und mit dem Kiwi-Papaya-Püree verrühren. Großzügig auf **3 dünne Knäckebrotscheiben** verteilen. **1 TL Schokostreusel** darüber streuen und servieren.

MITTAGESSEN (400 kcal)
Selleriesalat mit Pute
Zubereitung: etwa 25 Minuten
100 g Kartoffeln schälen, in kleine Würfel
schneiden und in wenig Salzwasser
15 Minuten garen. **1 Stange Staudensellerie** waschen, putzen, in dünne
Scheiben schneiden, zu den Kartoffeln
geben und 10 Minuten mitgaren.
1/2 Zwiebel schälen und in Ringe
schneiden. Aus **3 TL hellem Balsamico-
Essig**, **3 EL Gemüsebrühe**, **Salz**, **Pfeffer**
und **1 TL Walnussöl** eine Sauce anrühren.
1/4 Cantaloupemelone entkernen,
Fruchtfleisch schälen und in Würfel
schneiden, mit dem Gemüse und der
Sauce vermengen.
50 g Champignons trocken abreiben,
Stielenden abschneiden. Die Pilze in

kleine Stücke schneiden. **150 g geräucherte Putenbrust** in kurze Streifen
schneiden. Mit den Pilzen unter die
Gemüse-Melonen-Mischung heben.

ABENDESSEN (300 kcal)
Chicorée mit Ananas-Paprika-Curry
Zubereitung: etwa 20 Minuten
1 Chicorée waschen, quer halbieren, die
untere Hälfte vom Strunk befreien und in
Streifen scheiden, die obere Hälfte zum
Garnieren zurücklegen.
1 kleine, festkochende Kartoffel schälen
und in kleine Würfel schneiden. **1 rote
Paprika** halbieren, waschen, von Kernen
und weißen Innenhäuten befreien und in
Streifen schneiden.
75 ml dicke Kokoscreme aufkochen, mit
Salz, **Kurkuma**, **Nelkenpulver**, **Kreuzkümmel**, **Chilipulver** würzen. **150 g Ananas** putzen und in Stücke schneiden,
etwas für die Dekoration zurücklassen,
das übrige mit den Kartoffelwürfeln 5 Minuten im geschlossenen Topf bei mittlerer Hitze kochen, Paprikawürfel und
Chicoréestreifen zugeben und weitere
5 Minuten garen. Chicoréespitzen auf
einem großen Teller dekorativ anrichten,
das Curry darauf geben. Zum Garnieren
1 Zweig Basilikum waschen, trocken
schwenken, fein hacken und mit den
restlichen Ananasstückchen zusammen
auf das Gericht geben.

6. Tag

Ab jetzt geht's leichter – sagen die meisten. Der Körper hat sich an das Power-Programm gewöhnt, und wenn die Pfunde purzeln, werden die nächsten 15 Tage voller Freude sein.

Trotzdem sollten Sie vorsichtig sein, falls Hungerattacken und der innere Schweinehund zum Angriff blasen. Beste erste Hilfe: 1 großes Glas Wasser trinken, vielleicht sogar 2 und tief durchatmen. Das beruhigt den Magen und vertreibt den Gedanken, dass jetzt schnell das »Erstbeste« gegessen werden muss. Die andere Lösung geht so: Wenn Hungergefühle oder der Schweinehund Sie überwältigen, einfach ins Schwimmbecken abtauchen.

Sport contra Appetitattacken

Sport lenkt ab und fordert den Körper, so dass er keine Zeit für Hungergefühle hat. Hauptsache, Sie trinken viel Wasser dabei. Als Stresskiller und gegen die bekannten Hungerattacken hilft am besten zügiges Schwimmen. Bahn für Bahn konzentrieren Sie sich ganz auf sich selbst und vergessen nach und nach den Arbeitsalltag – aber auch Ihren unbegründeten Appetit. Dafür lohnen sich die 30 Minuten zügiges Kraulen allemal. Danach bitte noch das Thera-Band bemühen (ab Seite 129).

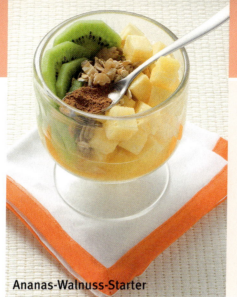

Ananas-Walnuss-Starter

FRÜHSTÜCK (300 kcal)
Ananas-Walnuss-Starter
Zubereitung: etwa 7 Minuten
100 g Ananas von Strunk und Schale befreien und in kleine Würfel schneiden, **1 Kiwi** schälen und in dicke Scheiben schneiden. **3 EL Orangensaft** über die Fruchtstücke gießen. **1 TL Walnüsse** hacken und mit **2 EL kernigen Haferflocken** in einer Pfanne ohne Fett rösten, zu den Früchten geben und etwas **Zimtpulver** einrühren. Dazu werden **200 ml Orangensaft** serviert.

MITTAGESSEN (300 kcal)
Maronen-Kürbis-Suppe
Zubereitung: etwa 35 Minuten
1 Zwiebel, 150 g Kürbis und **5 g Ingwer** schälen, in kleine Würfel schneiden und in **1 TL Rapsöl** dünsten. Mit **250 ml**
Gemüsebrühe ablöschen. **50 g vorgekochte Maronen** oder Maronenpüree zugeben und bei geringer Hitze 20 Minuten garen. Mit **25 g Frischkäse** (0,2 Prozent Fett) pürieren, nochmals erhitzen, aber nicht kochen lassen. Mit **Salz, Pfeffer, Currypulver** und **Muskat** würzen. **1 Scheibe Toastbrot** rösten. Suppe auf Teller geben, **1 TL Kürbiskernöl** darüber träufeln und mit dem Toast servieren.

ABENDESSEN (300 kcal)
Möhrensalat mit Kokos
Zubereitung: etwa 25 Minuten
5 g Ingwer schälen, fein reiben. **200 g Möhren** waschen, schälen, fein raspeln, **150 g Ananas-Fruchtfleisch** in kleine Würfel schneiden. Alles mit **1 EL Rosinen** und **1 EL Kokosflocken** vermengen. **1 EL Zitronensaft** mit **1 EL Ananassaft** und **1 TL Honig** verrühren, mit **Cayennepfeffer** und **Koriander** abschmecken. **1 TL Walnussöl** zugeben und als Dressing über den Salat geben. 15 Minuten durchziehen lassen.
1 großes Kopfsalat-Blatt waschen, trocken schwenken, auf einem Teller anrichten und den Salat darüber geben.

7. Tag

Am Ende des Tages haben Sie ein Drittel des Weges schon hinter sich. Nach dieser ersten Woche dürfen Sie sich ruhig mal ordentlich auf die Schulter klopfen.

Sollten Sie sich aber ehrlich eingestehen müssen: noch 2 Wochen sind nicht drin, dann steigen Sie um auf das 6-Wochen-Programm. Das halten Sie locker vier Wochen durch und haben das Ziel dann auch erreicht. Das ist einer der wesentlichen Vorteile dieser Diät: Sie können unter verschiedenen Programmen switchen, die mal mehr, mal weniger anstrengend und fordernd sind.

Nochmal alles geben

Kennen Sie schon alle Fahrradwege Ihrer Gegend? Auf jeden Fall sollten heute 20 Kilometer in etwa 45 Minuten zurückgelegt werden. Zumindest, wenn es sich um eine ebene Strecke handelt und Ihnen nicht der Wind entgegenbläst. Zusätzlich das Gymnastikprogramm (ab Seite 132) 1-mal durchgehen, das Sie ja schon am dritten Tag kennengelernt haben. Ab heute steht es Ihnen dann frei, aus dem gesamten Sportangebot zu wählen, was Ihnen gefällt und die für dieses 3-Wochen-Progamm benötigten 800 kcal täglich fordert.

FRÜHSTÜCK (200 kcal)
Melonen-Joghurt mit Vanille
Zubereitung: etwa 7 Minuten
1 TL gehackte Mandeln in einer Pfanne ohne Fett anrösten. **1/4 Cantaloupe-Melone** entkernen, Fruchtfleisch schälen, in kleine Würfel schneiden. Mit **150 g Magermilch-Joghurt** und **1 Päckchen Vanillezucker** verrühren und mit den Mandeln bestreut servieren.

MITTAGESSEN (300 kcal)
Fischsuppe
Zubereitung: etwa 30 Minuten
2 Zweige Thymian und **1 kleinen Zweig Rosmarin** waschen und in 250 ml Salzwasser aufkochen. **200 g Kabeljau** von Gräten befreien, mit **1/2 TL Zitronensaft** einreiben. In dem Kräuterwasser bei geringer Hitze 10 Minuten köcheln. **2 Lauchzwiebeln** putzen und in feine Röllchen schneiden. **1 Möhre** schälen und in schmale Scheiben schneiden. **1 TL Rapsöl** in einem großen Topf erhitzen, das Gemüse darin dünsten. Brühe vom Fisch durch ein Sieb abgießen, das Gemüse damit ablöschen. **1 Lorbeerblatt** hinzugeben und 5 Minuten garen. **40 g Frischkäse** (0,2 Prozent Fett) unterrühren, mit **1 Messerspitze Safran, Salz, Pfeffer** und **1/4 TL Currypulver** würzen. Das gekochte Fischfleisch zerkleinern und in die Suppe geben. Nochmals erwär-

men, Lorbeerblatt entfernen. **1/4 Bund Dill** waschen und hacken, zum Servieren auf die Suppe geben.

ABENDESSEN (400 kcal)
Bunte Spieße mit Salsa
Zubereitung: etwa 45 Minuten
100 g kleine Champignons trocken abreiben, Stielenden abschneiden. **1 kleine Zucchini** waschen, putzen, längs halbieren, in dünne Scheiben schneiden. **1 rote Paprika** halbieren, waschen, putzen, in Würfel schneiden. Pilze und Gemüse in bunter Folge auf Spieße stecken. **1 Schalotte** und **1 Knoblauchzehe** schälen, fein hacken und mit **1 EL Thymian-Blättchen** in **1 TL Olivenöl** dünsten, dann 5 Minuten bei geringer Hitze ziehen lassen. **2 Tomaten** halbieren und das Innere herauslösen, so dass nur das harte Fruchtfleisch zurückbleibt. **3 Zweige Basilikum** waschen, die Blätter abzupfen und mit **1/2 TL dunklem Aceto balsamico,** Tomatenfruchtfleisch, **5 dunklen milden, entsteinten Oliven** und **1 EL Paniermehl** fein pürieren. Mit **Salz** und **Pfeffer** würzen und 15 Minuten durchziehen lassen. Spieße unter dem heißen Grill in wenigen Minuten goldgelb grillen, salzen. **100 g Frischkäse** mit **1 TL Zitronensaft,** Salz, Pfeffer und **Rosenpaprika** verrühren. Spieße mit Frischkäse-Dip und Tomaten-Oliven-Salsa servieren.

Wie geht's weiter?

Großartig, die erste Woche liegt hinter Ihnen. Haben Sie sich schon an den täglichen Sport gewöhnt oder kostet er Sie immer noch Überwindung?

Vielleicht würden Sie den Sport ja sogar vermissen – doch keine Angst, 2 weitere Wochen folgen. Rezepte dazu finden Sie ab Seite 75. Es besteht die freie Auswahl – Hauptsache Sie kommen auf nicht mehr als 900 kcal täglich. Natürlich können Sie auch aus den Wochenbeispielen der anderen Programme Rezepte mit der richtigen Kalorienzahl heraussuchen. Um auf 900 kcal pro Tag zu kommen, können Sie zwischen 3 Varianten wählen. 3-mal täglich 300 kcal, je 1-mal 200, 300 und 400 oder 200 zum Frühstück, 300 mittags und abends und außerdem 1 kleiner Snack zwischendurch mit 100 kcal. Bitte frühstücken Sie morgens angemessen. Denn sonst ist das Vormittagstief schon im Anmarsch und Sie kommen den ganzen Tag nicht in Trab. Ungünstig für den Power-Sport! Denn genau den absolvieren Sie wie in diesem Wochenplan beschrieben zwei weitere Wochen lang. Blättern Sie mal im Sportkapitel. Dort finden Sie auch leichtere Sportarten und extra für dieses Buch zusammengestellte Programme. Dabei verbrennen Sie zwar weniger Kalorien pro Stunde als beim Power-Sport. Doch wenn Sie mal mehr Zeit haben, lassen Sie es damit ruhiger angehen.

Spezielle 3-Wochen-Programme

Wer noch Zeit und vor allem Energie aufwenden kann, um sein sportliches Engagement zu steigern, darf es bei den Kalorien lockerer angehen. Steigern Sie den Power-Sport auf 90 Minuten, dann können Sie sich das 1200-kcal-Programm gönnen, wie es in der nächsten Beispielwoche vorgestellt wird. Da ist auch schon mal ein etwas üppigeres Hauptgericht drin – oder sogar ein leckeres Stück Kuchen erlaubt!
Greift Ihr sportlicher Ehrgeiz noch höher (aber bitte nicht übertreiben) und Sie powern sich täglich zwischen 90 und 120 Minuten aus, dann können Sie sich die schon fast großzügigen 1500 Tageskalorien zugestehen – und kommen dennoch in 3 Wochen am 5-Kilo-Ziel an.

Und nach der Diät?

Nutzen Sie die nächsten 2 Wochen zum Vergleich: Wie leben und ernähren Sie sich jetzt und wie war es zuvor? Möchten Sie dort wieder hinkommen oder ziehen Sie das jetzige aktivere Leben vor? Die Rezepte in diesem Buch lassen sich leicht nachkochen, schmecken gut, stecken voller gesunder Nährstoffe und versprechen Ihnen: Gewichtsbalance bei bester Gesundheit und Fitness.

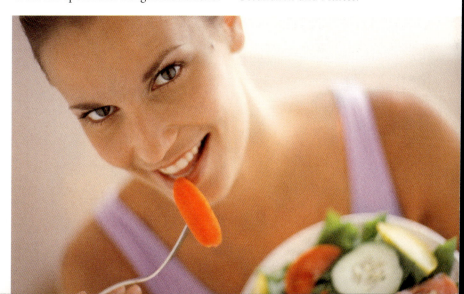

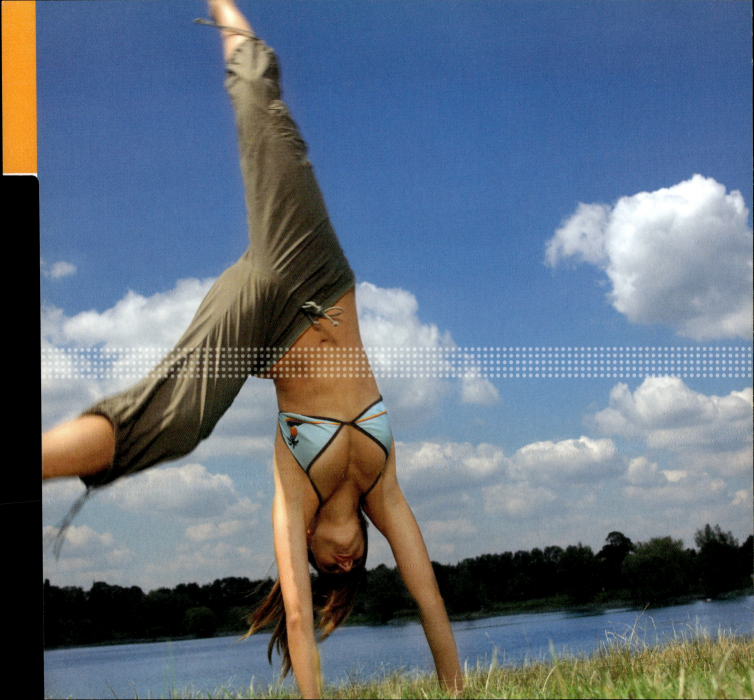

In 4 Wochen 5 Kilo weniger

Das Abnehmprogramm für Fitnessfans

1200 kcal über den Tag verteilt – das klingt auf den ersten Blick wenig, reicht aber vollkommen, um gut gestärkt auch den täglichen Fitness-Sport zu meistern. Ideal für Sie, wenn Sie sich ohnehin viel bewegen und die Zeit gern investieren, um den Fettpölsterchen zu Leibe zu rücken. Also rauf aufs Fahrrad oder die Inliner, hinein ins Schwimmbad, ab zum Aerobic oder zum Walken. Dazu die richtigen Rezepte – so wird das Abnehmen beinahe zu einer Nebensache.

1. Tag

Dieses Abnehmprogramm ist sehr flexibel. Beim Sport wie auch in punkto Rezepte.

So können Sie sich aussuchen, ob Sie keine, 1 oder 2 Zwischenmahlzeiten möchten. Entsprechend wählen Sie dazu die Kalorienzahlen der Hauptmahlzeiten aus. Doch wer gar nicht erst lange aussuchen und kombinieren will, kann mit dieser Beispielwoche gleich loslegen und danach immer noch nach seinen Wünschen variieren.

Fett-weg-Triathlon: Gehen, Schwimmen und Gymnastik

Gleich am ersten Tag lernen Sie 3 optimale Fatburner kennen: 25 Minuten zügig spazieren gehen und dabei kräftig die Arme mitbewegen. Das könnten Sie eigentlich schon auf dem Weg zur Arbeit absolvieren. Später geht es dann ins Schwimmbad: 30 Minuten Brustschwimmen oder gewöhnliches Kraulen verbrennt jede Menge Kalorien, so dass am Abend ein kleines Gymnastikprogramm ausreicht, um Sie mit Ihrem Fitness-Vorhaben an diesem Tag immerhin 750 kcal schlanker zu machen. Bei allen 3 Sporteinheiten bitte keinesfalls das Aufwärmen und Dehnen vergessen (ab Seite 122 und 136).

FRÜHSTÜCK (300 kcal)
Birnen-Knusper-Joghurt
Zubereitung: etwa 7 Minuten
1 Päckchen **Vanillezucker** und **30 g kernige Haferflocken** in einer heißen Pfanne unter Rühren karamellisieren. Mit **1 EL grob gehackten Walnüssen** zu **8 EL Magermilch-Joghurt** geben. 1 **Birne** waschen, halbieren, vom Kerngehäuse befreien und in kleine Würfel schneiden. Unter die Joghurtmasse rühren.

ZWISCHENMAHLZEIT (100 kcal)
150 ml Fruchtbuttermilch

MITTAGESSEN (400 kcal)
Fruchtiger Lauchsalat
Zubereitung: etwa 15 Minuten
2 kleine Orangen schälen, die weiße Innenhaut mit abtrennen, die Orangenfilets aus den Zwischenhäuten schneiden. **1 kleinen Apfel** waschen, vom Kerngehäuse befreien, in kleine Würfel schneiden, mit den Filets verrühren. **50 g Magermilch-Joghurt, 1 TL milder Senf, 1 TL Zitronensaft** und **1/2 TL Meerrettich** verrühren. **2 EL Sprossen** waschen und abtropfen lassen. **1 kleine Lauchstange** waschen, putzen und in dünne Scheiben schneiden. **3 TL Walnüsse** grob hacken. Mit Sprossen und Lauch unter die Sauce geben. Die Hälfte der Orangen- und Apfelstücke einrühren.

Restliche Orangen- und Apfelstücke mit **60 g Magerquark** vermischen, auf **2 Scheiben dünnes Roggenknäckebrot** verteilen und zum Salat servieren.

ABENDESSEN (400 kcal)
Gefüllter Chicorée
Zubereitung: etwa 70 Minuten
100 ml Gemüsebrühe aufkochen, **30 g Vollkornreis** zugeben und bei geringer Hitze zugedeckt 30 Minuten quellen lassen. Backofen auf 200 Grad vorheizen. **1 kleine Zwiebel** schälen und in kleine Würfel schneiden. **2 Tomaten** waschen, vom Stielansatz befreien, in kleine Würfel schneiden, mit **Salz** und **Pfeffer** würzen und mit den Zwiebelwürfeln vermengen. **1/2 Bund Petersilie** waschen, trocken schwenken und Blätter fein hacken. Mit **75 g Frischkäse** (0,2 Prozent Fett), **1 Eigelb** und dem Reis vermengen. **1 großen Chicorée** waschen, längs halbieren, bitteren Strunk entfernen. Reisfüllung auf eine Hälfte geben, die andere Hälfte daraufsetzen und mit **3 großen Scheiben gekochtem Schinken** umwickeln. Restliche Füllung mit den Tomaten vermengen, in eine kleine Auflaufform geben, den gefüllten Chicorée daraufsetzen und im Ofen 30 Minuten garen.

36

2. Tag

Auf zum zweiten Abnehmtag! Wer will, kann jeden Tag ein anderes Frühstück genießen – oder es bei immer dem gleichen belassen.

Hauptsache, Sie kommen auf die 1200 Tageskalorien. Sie können mit einer Zwischenmahlzeit mehr oder weniger schnell eine Feinabstimmung vornehmen. Spielen Sie damit, wenn die eine oder andere Mahlzeit mal etwas üppiger ausgefallen ist. Diese erste Woche zeigt Ihnen anhand der Beispieltage genau, wie's geht.

Viele Sportarten zum Ausprobieren

Wer sich noch nicht sicher ist, welcher Sport ihm überhaupt liegt, kann in den vor ihm liegenden Wochen einiges ausprobieren. Manchmal braucht man etwas Anlaufzeit, bevor Sport Spaß macht. Deshalb heute wieder 45 Minuten Schwimmen und dann noch 30 Minuten aufs Fahrrad. Mehr braucht es nicht, um das Fitness-Programm zu absolvieren. Natürlich kommen noch die kurzen Aufwärm- und Dehnübungen dazu. Die dürfen Sie niemals ausfallen lassen!

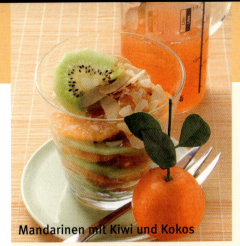

Mandarinen mit Kiwi und Kokos

FRÜHSTÜCK (300 kcal)
Mandarinen mit Kiwi und Kokos
Zubereitung: etwa 7 Minuten
3 Mandarinen und **2 Kiwis** schälen, in Scheiben schneiden, dabei die Kerne der Mandarinen entfernen. **1 TL Mandelblättchen** und **1 TL Kokosflocken** rösten und hinzugeben. Dazu **200 ml Apfelsaft**.

ZWISCHENMAHLZEIT (100 kcal)
1 großer Apfel

MITTAGESSEN (400 kcal)
Bunter Gemüsesalat
Zubereitung: etwa 25 Minuten
1 Karotte schälen, **1 Zucchini** waschen, beide längs halbieren und in feine Scheiben schneiden. **120 g Cocktailtomaten** waschen, in kleine Stücke schneiden, zum Gemüse geben. **100 g Frischkäse** (0,2 Prozent Fett) mit **3 EL Salatcreme**, **1 EL Zitronensaft, Pfeffer** und **Salz** verrühren. **1/4 Bund Schnittlauch** waschen, trocken schwenken und fein schneiden.

Unter die Sauce rühren. Einen kleinen Teil davon auf **1 dünne Scheibe Vollkornbrot** streichen, die übrige Sauce über das Gemüse geben und 15 Minuten durchziehen lassen. Dazu **200 ml Apfelsaft**.

ABENDESSEN (400 kcal)
Birnen-Lauch-Suppe
Zubereitung: etwa 35 Minuten
1 Knoblauchzehe schälen und fein hacken. **1 Lauchzwiebel** waschen und in feine Scheiben schneiden. Beides in **1 TL Rapsöl** dünsten. **1 große Lauchstange** putzen, die Blattenden abschneiden, längs einschneiden und gründlich waschen, mitdünsten. **1 kleine Kartoffel** schälen, fein reiben, mit in die Pfanne geben. Nach 3 Minuten mit **300 ml Gemüsebrühe** ablöschen. Zugedeckt bei geringer Hitze 20 Minuten kochen lassen. **1 Birne** vierteln, von Schale und Kerngehäuse befreien, in Würfel schneiden. Mit **100 ml Birnensaft** 5 Minuten vor Ende der Garzeit zur Suppe geben. Alles pürieren, mit **Salz, Pfeffer** und **Currypulver** würzen, nochmals erwärmen. **1 TL Sesam** in einer Pfanne ohne Fett goldgelb rösten. **1 Toastbrotscheibe** ebenfalls von beiden Seiten rösten und würfeln. **50 g Magermilch-Joghurt** mit wenig Currypulver verrühren. Die Suppe mit Croutons, Curryjoghurt und geröstetem Sesam servieren.

3. Tag

Haben Sie schon Spaß an Ihrem leichteren Leben und dem Fitness-Freizeit-Programm?

Es ist doch ganz gut, nicht mehr sooo viel zu essen und dafür mehr Zeit für Bewegung und für sich selbst zu haben! Seinen Körper mal wieder wirklich zu spüren! Bald werden Sie merken, dass mit weniger Pfunden auch der Sport leichter fällt – Sie sich einfach aktiver und fitter fühlen. Und Sie wissen ja: Wenn Ihnen mal ein Gericht nicht gefällt, können Sie sich problemlos ein anderes mit gleicher Kalorienzahl heraussuchen.

Wellness pur

Heute dürfen sich die Muskeln etwas regenerieren. Deshalb viel Gymnastik für daheim, auch wenn das etwas dauert. Immerhin sollen auch damit 750 kcal verbrannt werden. Es beginnt mit dem Thera-Band-Programm (ab Seite 129), am besten schon vor dem Frühstück. Die Bauch-Beine-Po-Gymnastik (ab Seite 127) folgt nach der Arbeit, und um die Muskeln dann doch nicht ganz abschlaffen zu lassen, abends noch das Muskeltraining (ab Seite 134). Solch einen Fitnesstag können Sie auch immer dann einschieben, wenn das Wetter keine großen Freizeitaktivitäten erlaubt.

FRÜHSTÜCK (300 kcal)
Apfel-Walnuss-Frühstück
Zubereitung: etwa 7 Minuten
1 Apfel waschen, vom Kerngehäuse befreien und in kleine Würfel schneiden, **3 EL Orangensaft** darüber gießen. **1 EL Walnüsse** hacken und mit **1 EL kernigen Haferflocken** in einer Pfanne ohne Fett rösten, zu den Apfelwürfeln geben. **1 TL Schokostreusel** und etwas **Zimtpulver** einrühren. Dazu **200 ml Orangensaft**.

ZWISCHENMAHLZEIT (100 kcal)
150 ml Dickmilch

MITTAGESSEN (400 kcal)
Marinierte Hähnchenbrust
Zubereitung: 20 Minuten plus Marinierzeit
1 EL milder Senf, 1 TL Sojasauce, 100 ml Grapefruitsaft und **1 EL Honig** verrühren. **150 g Hähnchenbrustfilet** darin über Nacht im Kühlschrank einlegen. Gut trocken tupfen, in **1 TL Rapsöl** in einer Pfanne auf beiden Seiten etwa 4 Minuten braten, warm stellen. Marinade mit **1 EL Frischkäse** (0,2 Prozent Fett) zu einer Sauce einkochen.
1/2 Romanasalat-Herz vom Strunk befreien, waschen, trocken schwenken, in mundgerechte Stücke zerteilen und auf einen Teller geben. **100 g Kirschtomaten** waschen und vierteln. **1 Zweig Basilikum** waschen, trocken schwenken, die Blätter

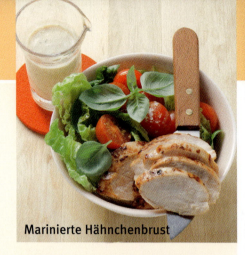
Marinierte Hähnchenbrust

grob hacken und mit den Tomaten zum Salat geben. **1 TL Walnussöl** mit **1 TL hellem Aceto balsamico** und **3 TL flüssiger Gemüsebrühe** verrühren, mit **Salz** und **Pfeffer** würzen, über den Salat gießen. Mit Hähnchenbrust und Sauce servieren.

ABENDESSEN (400 kcal)
Kartoffel-Kürbis-Auflauf
Zubereitung: etwa 45 Minuten
Backofen auf 200 Grad vorheizen.
5 g Ingwer, 1/2 Zwiebel, 1 kleine Kartoffel und **250 g Kürbis** schälen. Ingwer und Zwiebeln fein hacken, Kartoffel und Kürbis in 2 cm große Würfel schneiden. Alles in wenig Salzwasser 3 Minuten garen. **1 Tomate** waschen, vom Stielansatz befreien und in kleine Würfel schneiden. Alles in eine kleine Auflaufform geben, mit **Salz, Pfeffer** und **Muskat** würzen. **100 g Magerquark** mit **1 Ei** verrühren, salzen und pfeffern und über das Gemüse geben. Für 30 Minuten in den Ofen schieben, dann servieren.

4. Tag

Ihre Freunde und die Familie mosern, weil Sie täglich viel Zeit für Ihre Fitness aufwenden?

Schlagen Sie ihnen doch mal vor, Sie im Kampf gegen die Kilos zu unterstützen und einfach mitzumachen. Mit jedem, der zusätzlich dabei ist, steigt die Freude am Abnehmen. Das zeigt sich spätestens dann, wenn Sie sich einer Sportgruppe anschließen. Oder fragen Sie im Kollegenkreis, wer sich nach der Arbeit zum Walken verabreden will. Nicht selten entsteht so eine kleine Abnehmgruppe, in der man auch die Mittagspause verbringen und so manches leckere Rezept gemeinsam genießen kann.

Einfach mal probieren: Aerobic

Das Aufwärmprogramm kennen Sie ja bereits. Heute sollten Sie es 3-mal hintereinander durchführen, am besten mit Disco-Musik. Das verbrennt nicht nur gut 200 kcal, sondern macht auch noch richtig Spaß. Wenn der Funke dabei überspringt, lohnt sich übrigens ein Kurs bei der Volkshochschule oder im Fitness-Center. Natürlich bleibt es nicht bei dieser kurzen Aerobic-Einlage. Heute stehen noch 25 Minuten Schwimmen und 30 Minuten Fahrradfahren auf dem Programm.

FRÜHSTÜCK (300 kcal)

Beerenquark mit Karamellflocken
Zubereitung: 7 Minuten (plus Auftauzeit)
100 g tiefgekühlte Beerenmischung über Nacht auftauen lassen. Dann in **100 g Magerquark** einrühren. **2 EL Rosinen** in **50 ml Apfelsaft** geben. **1 Päckchen Vanillezucker** in einer Pfanne kurz erhitzen, **2 EL kernige Haferflocken** zugeben, unter Rühren karamellisieren. Rosinen und Apfelsaft in die Pfanne und dann alles sofort zum Beerenquark geben.

ZWISCHENMAHLZEIT (100 kcal)
200 ml Gemüsesaft mit etwas **Öl,** dazu **2 Scheiben Roggenknäckebrot**

MITTAGESSEN (400 kcal)
Gefüllte Zucchini
Zubereitung: etwa 75 Minuten
30 g Naturreis in **100 ml Brühe** bei geringer Hitze abgedeckt 30 Minuten quellen lassen. **1 Zucchini** waschen, längs halbieren, mit einem Teelöffel aushöhlen, salzen. Fruchtfleisch fein hacken. Backofen auf 200 Grad vorheizen. **130 g Thunfisch** ohne Öl aus der Dose mit Reis und Zucchini-Fruchtfleisch vermengen. **1 Zwiebel** schälen und fein hacken. **1/4 Bund Petersilie** waschen und hacken, mit der Zwiebel unter den Thunfisch-Gemüsereis geben, mit **Salz, Pfeffer, 4 EL mildem Ajvar, 6 Kapern** und **Paprikapulver** würzen.

Zucchinihälften mit der Thunfischmasse großzügig füllen, in eine Auflaufform geben und 35 Minuten backen. Bei Bedarf mit Alufolie abdecken. Restliche Thunfischmasse auf **3 Scheiben dünnes Roggenknäckebrot** geben und zu den gefüllten Zucchini servieren.

ABENDESSEN (400 kcal)
Bohnen-Tomaten-Salat mit Lachs
Zubereitung: etwa 25 Minuten
175 g grüne Bohnen putzen, in Salzwasser 15 Minuten garen, abgießen, in 5 cm lange Stücke schneiden. **1 kleine rote Paprikaschote** halbieren, waschen, Kerne und Innenhäute entfernen, Fruchtfleisch würfeln. **1 Tomate** waschen, Stielansatz entfernen, würfeln. **1 Zwiebel** schälen, in kleine Stücke hacken. **1/2 Romanasalat-Herz** putzen, in mundgerechte Stücke zupfen. Die Gemüsestückchen mischen. **1/4 Bund Petersilie** waschen, trocken schwenken, Blätter sehr fein hacken. Mit wenig Wasser, **1 TL Olivenöl** und **3 TL Magerquark** cremig rühren. Mit **Salz** und **Pfeffer** würzen. Sauce über den Salat geben, **2 dunkle Oliven** halbieren und darauf anrichten.
75 g Lachs in wenig Wasser und **1 TL Zitronensaft** dünsten, in feine Stücke schneiden und über den Salat geben. Dazu können Sie **200 ml reinen Obstsaft** Ihrer Wahl genießen.

4 Wochen

5. Tag

Sicherlich haben Sie schon mal auf der Waage kontrolliert, ob sich der ganze Aufwand lohnt. Zufrieden?

Wenn nicht, kann es daran liegen, dass Ihre Muskeln durch den täglichen Sport zunehmen. Die Waage zählt die gewonnen Muskeln mit! Messen Sie den Abnehmerfolg besser mit dem Meterband: An Bauch und Po den Körperumfang feststellen und beobachten, um wie viele Zentimeter Sie schlanker werden. Natürlich merken Sie es auch an den Hosen: Die »weiten« sich im Bund und sitzen am Po nicht mehr so eng.

Joggen – aber nur mit Vorsicht!

Weil man es jederzeit und an jedem Ort ausführen kann, ist Joggen eigentlich ideal. Doch leider belastet es die Gelenke. Schwer Übergewichtige sollten es vermeiden, alle übrigen können es – sofern der Arzt nichts dagegen hat – mal ausprobieren. Voraussetzung sind hochwertige Laufschuhe und gutes Aufwärmen. Dann zum Eingewöhnen 20 Minuten leicht joggen. Das übrige Fitness-Programm findet heute zu Hause statt: Das Thera-Band- (ab Seite 129) und das Muskeltraining (ab Seite 134) können Sie zu jeder Zeit absolvieren. Viel Spaß dabei.

FRÜHSTÜCK (200 kcal)

Obstsalat

Zubereitung: etwa 7 Minuten
1 Kiwi schälen und in Scheiben scheiden. **1 Orange** sorgfältig schälen, aus den feinen Zwischenhäuten die Filets herausschneiden und zur Kiwi geben. **1 Apfel** schälen, vom Kerngehäuse befreien, in Stücke schneiden, zu den Früchten geben. **1 EL Zitronensaft, 1 EL Orangensaft** und **1 TL Honig** vermengen und über das Obst geben.

ZWISCHENMAHLZEIT (100 kcal)

Cornflakes-Riegel (etwa 30 g)

MITTAGESSEN (500 kcal)

Linsenauflauf mit Maronen

Zubereitung: etwa 60 Minuten
1 kleine Zwiebel schälen, hacken und in **1 TL Rapsöl** dünsten. **50 g rote Linsen** waschen, kurz mitdünsten. Mit **120 ml Brühe** ablöschen. 15 Minuten bei geringer Hitze quellen lassen. **4 Zweige Bohnenkraut** waschen, die Blätter hacken. Gegarte Linsen mit **Salz, Pfeffer** und **Bohnenkraut** würzen.
Backofen auf 180 Grad vorheizen. **20 g Maronen**, vorgekocht aus der Dose, abtropfen lassen und mit einer Gabel zerdrücken. **1/4 Bund Petersilie** waschen, trocken schwenken, Blätter hacken und mit **50 g Frischkäse** (0,2 Prozent Fett) und

den Maronen unter die Linsen rühren. **1 Eiweiß** steif schlagen und vorsichtig unter die Linsenmasse heben. In eine gefettete Auflaufform geben und 30 Minuten backen.
1 Stängel Dill waschen, trocken schwenken, Blätter grob hacken. **1 TL Speisestärke, 50 ml Weißwein** und **1/2 TL Zitronensaft** verrühren und aufkochen, mit Dill, Salz und Pfeffer würzen. Sauce zum Auflauf servieren.

ABENDESSEN (400 kcal)

Seelachs mit Walnusskruste auf Tomaten-Bohnen-Salat

Zubereitung: etwa 20 Minuten
5 Zweige Petersilie waschen, trocken schwenken und die Blätter fein hacken. **100 g weiße Bohnen** aus der Dose kurz erhitzen und vom Herd nehmen. **300 g Tomaten** waschen, vom Stielansatz befreien und in kleine Würfel schneiden, mit der gehackten Petersilie zu den heißen Bohnen geben. Mit **Salz** und **Pfeffer** würzen. **1 EL Walnüsse** in einer Pfanne bräunen und sehr fein hacken. **200 g Seelachsfilet** mit **1 EL Zitronensaft** einreiben, salzen und pfeffern, in den gehackten Walnüssen wenden und in **1 TL Rapsöl** von jeder Seite etwa 3 Minuten braten. Mit dem warmen Bohnen-Tomaten-Salat servieren.

6. Tag

Beim Abnehmen kommt irgendwann der Durchhänger, denn der Körper trennt sich ungern von seinem Fett.

Unsere Gene haben noch das urzeitliche Fettspar-Programm gespeichert. In früheren Zeiten ohne Kühlschrank, aber mit schrecklichen Hungerperioden war es nur von Vorteil, wenn der Stoffwechsel sparsam mit seinen Vorräten umging. Wundern Sie sich also nicht, wenn Ihr Körper beim Abnehmen spart, wo er kann. Folge: Sie fühlen sich schlapp, haben keine rechte Lust und Ihnen wird schneller kalt. Bestes Gegenmittel: Mit viel Bewegung und Sport den Kreislauf hochtreiben und die Fettverbrennung ankurbeln. So überlisten Sie Ihre Gene aus der Neandertaler-Zeit und fühlen sich wieder warm, fit und rundum wohl.

Fitness für Beine und Arme

Mit der Kombination von Radfahren und Hanteltraining aktivieren Sie fast alle Muskeln. Nach 35 Minuten Radeln spüren Sie genau in den Beinen, welche Muskeln Kraft erzeugen mussten. Und das Hantelprogramm (ab Seite 124) kräftigt vor allem die Arme, die Schultern und den Rumpf. Und damit sich auch heute die Muskeln gut erholen, sei nochmal ans Aufwärmen und Dehnen erinnert!

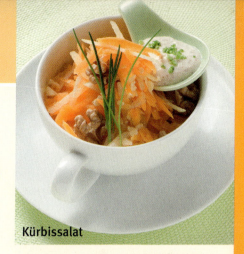

Kürbissalat

FRÜHSTÜCK (300 kcal)
Mittelmeer-Toast
Zubereitung: etwa 10 Minuten
1 Toastscheibe toasten. **3 kernlose Oliven** in Scheiben schneiden. **1/2 TL Kapern** mit den Oliven und **1 EL Tomatenmark** unter **50 g Magerquark** rühren, mit **Salz, Pfeffer** und etwas **hellem Aceto balsamico** würzen. Auf den Toast streichen. **30 g Feta light** (9 Prozent Fett) in kleine Würfel schneiden. **1 TL Walnüsse** in einer Pfanne ohne Fett rösten und grob hacken. **2 Cocktailtomaten** waschen und vierteln. Alles auf dem Toast verteilen. Dazu **200 ml Orangensaft**.

ZWISCHENMAHLZEIT (100 kcal)
1 große Birne

MITTAGESSEN (400 kcal)
Fischröllchen auf Ratatouille
Zubereitung: etwa 25 Minuten
2 Zweige Thymian und **1/2 Zweig Rosmarin** waschen, Blätter abziehen und hacken. **1 kleine rote Zwiebel** schälen und hacken. **100 g Aubergine** und **1 kleine Zucchini** waschen, in Würfel schneiden und in einem Topf mit den Zwiebeln und Kräutern in **1 TL Olivenöl** 5 Minuten dünsten. **2 EL Tomatenpüree** dazugeben, mit **1/2 TL gekörnter Brühe** und 150 ml Wasser ablöschen. **1/4 Bund Basilikum** waschen, trocken schwenken, die Hälfte der Blätter fein hacken. **15 g Parmesan** reiben, mit Basilikum und **1 EL Paniermehl** vermengen, über das Gemüse geben und 5 Minuten köcheln lassen. **150 g Heilbuttfilet** mit **1 TL Zitronensaft** beträufeln, mit **1 EL Ajvar** einreiben, mit **Salz** würzen und mit dem übrigen Basilikum belegen. Aufrollen, auf das Gemüse geben. Zugedeckt 5 Minuten garen.

ABENDESSEN (400 kcal)
Kürbissalat
Zubereitung: etwa 10 Minuten
300 g Kürbis entkernen und mit **5 g Ingwer** schälen und reiben, 2 Minuten in wenig Wasser dünsten. **150 g harte Birne** ohne Schale und Kerngehäuse reiben. Mit **1/2 TL Zitronensaft** zum Kürbis geben. **1/4 Bund Schnittlauch** waschen, in Ringe schneiden. Mit **1 EL Magerquark, 2 TL süßem Senf** und **1 TL Walnussöl** zum Salat geben. Mit **Salz, Pfeffer** und etwas **Zucker** würzen. **1 EL Walnüsse** rösten, darübergeben. Dazu **200 ml Apfelsaft**.

4 Wochen

7. Tag

Schon geht die Woche zu Ende. Also erste Bilanz ziehen!

Können Sie das umfangreiche Sportprogramm in Ihren Alltag integrieren? Schmecken die Rezepte? Zufrieden mit dem Erfolg? Wenn ja, dann freuen Sie sich auf drei weitere Abnehmwochen. Wenn nein, dann sollten Sie entweder mit Hilfe der Seite 13 ein anderes Abnehmprogramm wählen. Oder Sie nutzen die Möglichkeit, im gesamten Buch nach Rezepten zu suchen, die Ihnen zusagen. Und wenn's mit dem Abnehmerfolg in der ersten Woche noch nicht so klappen wollte, dann haben Sie etwas Geduld.

Ausdauer plus Kraft

Sport bringt die Pfunde schneller zum Purzeln und lässt mehr Muskeln auf Dauer mehr Fett verbrennen. Zudem motiviert Sport zum Abnehmen, weil Sie merken, dass Sie weniger Pfunde mit sich herumschleppen. Gute Gründe, gerade bei der Diät Ausdauer, aber auch Muskeln zu trainieren. So wie heute mit 40 Minuten sportlichem Schwimmen, dem Muskeltraining (ab Seite 134) und dem Aerobic Programm vom vierten Tag – das ja aus dem 3-mal hintereinander abgespulten Aufwärmprogramm (ab Seite 122) und rhythmischer Disco-Musik bestand.

FRÜHSTÜCK (200 kcal)

Radieschen-Knäcke

Zubereitung: etwa 7 Minuten

3 EL Magerquark mit **3 EL Frischkäse** (0,2 Prozent Fett) verrühren, mit **1 EL Tomatenmark, Salz** und **Pfeffer** würzen und dick auf **3 Scheiben dünnes Roggenknäckebrot** streichen. **6 Radieschen** und **100 g Cocktailtomaten** waschen, putzen, in Scheiben schneiden und auf die Brote verteilen, salzen und pfeffern. **10 Schnittlauchröllchen** waschen und fein schneiden, über die Brote streuen.

ZWISCHENMAHLZEIT (100 kcal)

1 Riegel Schokolade (20 g, ohne Nüsse)

MITTAGESSEN (500 kcal)

Brokkoli und Maronen zum Steak

Zubereitung: etwa 20 Minuten

100 g Minutensteak in **75 ml Traubensaft** und **25 ml Sojasauce** einlegen. **200 g Rosenkohl** waschen, putzen, Röschen halbieren, in Salzwasser 10 Minuten zugedeckt garen. **100 g Maronen** aus der Dose abtropfen lassen, in **100 ml Rinderbrühe** erhitzen, aber nicht kochen. Zum Rosenkohl geben, mit **Salz, Pfeffer, Muskat** und **Piment** abschmecken. Steak mit Küchenpapier abtrocknen, in **1 TL Rapsöl** von jeder Seite 1/2 Minute braten, salzen und pfeffern. Marinade mit **50 g Frischkäse** (0,2 Prozent Fett) verrühren und zur Sauce einkochen, mit Muskat und Piment würzen. Das Gemüse mit Steak und Sauce servieren.

ABENDESSEN (400 kcal)

Romanasalat mit Matjes

Zubereitung: etwa 10 Minuten

1 kleinen Romanasalat waschen, trocken schwenken und in mundgerechte Stücke zupfen. **1 kleine rote Zwiebel** schälen und in sehr dünne Ringe schneiden. **3 kleine eingelegte Gurken** abtropfen lassen und in Scheibchen schneiden. Beides auf dem Salat anrichten. **60 g Matjesfilet** in kleine Stückchen schneiden, zum Salat geben.

1 TL Walnussöl, 1 EL Apfelessig, 2 EL Gurkensud, Salz und **Pfeffer** gründlich zu einer Marinade verrühren und über den Salat geben. **100 g Champignons** trocken abreiben, Stielenden abschneiden, Pilze in kleine Stücke schneiden. **5 Zweige Petersilie** waschen, trocken schwenken, hacken, mit den Pilzen vermengen, ein Fünftel davon unter **20 g Magerquark** rühren. Den Rest über den Salat geben. Quark mit **Salz** und **Pfeffer** würzen, auf **1 Scheibe Knäckebrot** streichen. Zum Salat das Brot und **200 ml Apfelsaft** servieren.

Wie geht's weiter?

Sind Sie rundum zufrieden? Dann bleiben Sie einfach dabei. Doch schauen Sie sich ruhig auch die anderen Abnehmprogramme an.

Auch dort finden Sie Tipps, die interessant sein könnten. Ansonsten geht es mit dem Sportprogramm weiter wie gewohnt. Und aus den vielen Rezepten – auch denen der übrigen Programme – suchen Sie sich aus, was Ihnen bekommt und schmeckt. Oberstes Ziel: 1200 kcal pro Tag. Wie Sie die aufteilen, ist Ihre Sache. Auf jeden Fall sollten Sie immer richtig gut frühstücken.

Unzufrieden?

Das Programm hat Sie etwas überfordert? Dann gehen Sie den Entscheidungsbaum auf Seite 13 nochmals durch und suchen Sie sich ein passenderes Programm aus. Oder haben Ihnen die Rezepte nicht zugesagt, brauchen Sie mehr oder gar keine Zwischenmahlzeiten, mögen Sie lieber häufiger einen Salat, eine Suppe oder einen Auflauf? Alles kein Problem: Da Sie in diesem Buch alle Rezepte gleicher Kalorienzahl gegeneinander austauschen können, blättern Sie einfach so lange, bis Sie das Passende für sich gefunden haben. Zur besseren Übersicht sind im Register (Seite 141) alle Rezepte nochmals aufgelistet, die Kalorienangabe finden Sie bei den Wochenplänen am Rezept, im Rezeptteil ab Seite 75 als Überschrift.

Spezielles 4-Wochen-Programm

Sie haben kaum Zeit oder wenig Spaß am Sport? Und wollen trotzdem den raschen Abnehmerfolg sehen? Dann wählen Sie für 4 Wochen das Ernährungsprogramm mit 900 kcal pro Tag, wie es auch im 2- und 3-Wochen-Programm durchgeführt wird. Dann reichen auch täglich 45 Minuten Fitness aus – oder jeden zweiten Tag 90 Minuten. So erreichen Sie ebenfalls Ihr Ziel, 5 Kilo leichter zu werden.

Und nach der Diät?

Sie haben in 4 Wochen durch das tägliche lange Fitness-Training Muskeln aufgebaut, die einem Jojo-Effekt vorbeugen. Nach der Diät sollten Sie nun an 2 bis 3 Tagen pro Woche weiterhin Ihre Fitness erhalten oder sogar noch ausbauen. Gleichzeitig haben Sie gelernt, sich vitalstoffreich, gesund, kohlenhydrat- und fettbewusst zu ernähren. Wenn Sie diese Ernährung beibehalten – mit reichlich Obst, Gemüse, fettarmem Fleisch, regelmäßig Fisch und nur ganz selten gezuckerten Süßigkeiten, Softdrinks oder fetten Snacks – dann haben Sie alles getan, um sich gesund, fit und schlank zu halten.

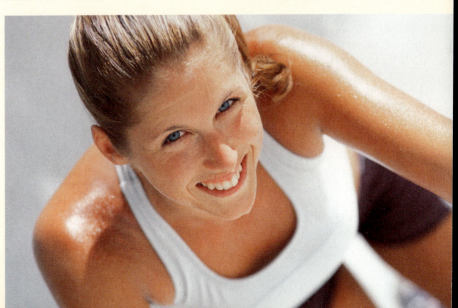

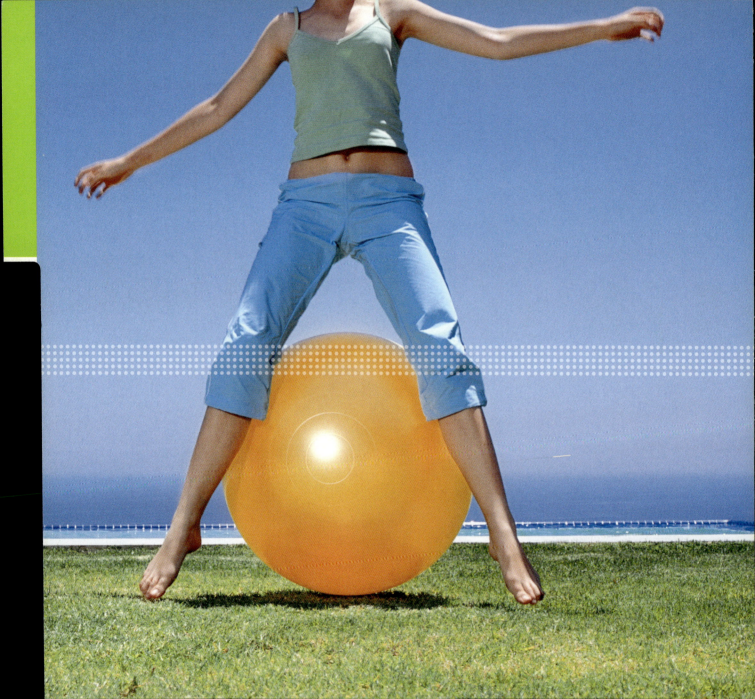

In 6 Wochen
5 Kilo weniger

Knappe Kalorien und kurzes Training

Dies ist das richtige Abnehmprogramm für Menschen, die lieber auf die Kalorienbremse treten als beim Sport Gas zu geben. Dabei können Sie einfach mal ausprobieren, ob durch ein bisschen Fitness wieder Form in Ihre Problemzonen kommt, nachdem mangelnde Bewegung und falsche Ernährung über Jahre zu den unliebsamen Pölsterchen geführt haben.

1. Tag

Bei diesem Programm kommen Sie mit täglich 1200 kcal und etwa 30 Minuten Fitness in 6 Wochen zum Ziel: 5 Kilo weniger.

Bei den Rezepten haben Sie die Qual der Wahl. Tagesziel ist immer: 1200 kcal. Ob Sie die auf 3 oder mit Zwischensnacks auch 5 Mahlzeiten aufteilen, dürfen Sie frei entscheiden. Die Beispielwoche zeigt, wie's gehen kann. Beim Fitness-Programm werden täglich 250 kcal verbrannt. Da können Sie ab und zu auch 500 kcal »versporteln«, falls Ihnen am nächsten Tag die Zeit fehlt. Am besten aber haben Sie Sportschuhe, Walking-Stöcke, Inliner oder Badehose immer im Auto. Vielleicht kommen Sie auf dem Weg von der Arbeit an einem See oder dem Stadtpark vorbei. Ideale Plätze für 30 Minuten Fitness.

Leichter Sportstart

Sie radeln gerne? Dann zuerst aufwärmen (ab Seite 122) und rein in die Pedalen. Heute reichen schon 15 Minuten gemütliches Radfahren, denn es folgt noch ein Muskelaufbau-Programm, das 150 kcal verbraucht. Heizen Sie den Muskeln mit den Übungen ab Seite 134 ein. Auf keinen Fall das Dehnen (ab Seite 136) vergessen, damit sich die Muskeln gut regenerieren können.

FRÜHSTÜCK (200 kcal)

Gurken-Brot mit Lachsschinken

Zubereitung: etwa 7 Minuten
3 Scheiben dünnes Roggenknäckebrot mit **3 EL Magerquark** bestreichen.
1/4 Salatgurke waschen, in Scheiben schneiden. **50 g Lachsschinken** in Streifen schneiden, mit der Gurke auf dem Brot verteilen. **4 Zweige Dill** waschen, von dicken Stängeln befreien und fein hacken. Über das Knäckebrot geben, mit **Salz** und **Pfeffer** würzen.

MITTAGESSEN (500 kcal)

Champignon-Ragout im Fleischmantel

Zubereitung: etwa 40 Minuten
30 g Vollkornreis in 120 ml kochendes Wasser geben und zugedeckt bei geringer Hitze 35 Minuten quellen lassen.
120 g Champignons trocken abreiben, in Achtel schneiden. **2 Feigen** waschen, vom Stiel befreien und achteln. **1 kleine Zwiebel** schälen, in Würfel schneiden und in **1 TL Rapsöl** dünsten. Pilze dazugeben und bei geringer Hitze etwa 5 Minuten offen andünsten. Feigen und **50 ml Rotwein** dazugeben, 3 Minuten garen.
1 Zweig Estragon waschen, trocken schwenken und Blätter fein hacken, in **50 g Frischkäse** (0,2 Prozent Fett) rühren, mit der Champignon-Feigen-Mischung vermengen, mit **Salz** und **Pfeffer** würzen.

160 g Schmetterlingssteak vom Schwein aufklappen, flach klopfen, mit dem Ragout füllen, mit Holzspießchen feststecken und im heißen Öl von allen Seiten 5 Minuten anbraten. Restliches Ragout mit dem Reis zum Fleisch servieren.

ABENDESSEN (500 kcal)

Linsensalat mit Schinken

Zubereitung: etwa 20 Minuten
2 Lauchzwiebeln waschen, von den dunkelgrünen Blattenden befreien und in Ringe schneiden. **200 g Staudensellerie** waschen und in dünne Scheiben schneiden. Zusammen in 1 EL Rapsöl dünsten. **70 g rote Linsen** zugeben, unter Rühren 2 Minuten bei mittlerer Hitze braten, mit **200 ml Rinderbrühe** ablöschen und 10 Minuten garen, bis die Linsen weich sind. Durch ein Sieb geben, die Brühe dabei auffangen. Gemüse und Linsen abkühlen lassen.
40 g geräucherten Schinken in sehr kleine Würfel schneiden, mit 1 EL von der aufgefangenen Rinderbrühe, **1 EL Zitronensaft**, **1 TL mildem Currypulver**, **Salz** und **Pfeffer** verrühren.
2 Scheiben dünnes Roggenknäckebrot mit **20 g Frischkäse** bestreichen und mit weiteren **30 g Schinken** belegen, zum Salat servieren.

2. Tag

Kurzer Rückblick auf den ersten Tag: Ging alles gut? Hatten Sie die Zeit für den Sport – und hoffentlich ein wenig Spaß dabei?

Der Spaßfaktor steigt – garantiert! Je öfter Sie sich bewegen, desto größer wird die Freude daran. Also einfach am Ball bleiben! Heute starten Sie mit einem Apfel-Schoko-Joghurt. Das sind doch Aussichten! Wenn Sie Ingwer nicht mögen, dann können Sie auch mit Zimt oder einem Hauch Nelkenpulver würzen.

Heute gleich für morgen mitradeln

Weil es gestern so gut ging, gleich heute nochmal aufs Fahrrad. Und allen, die das Fahrradfahren nicht so mögen: Die nächsten Tage bleibt der Drahtesel stehen – versprochen! Heute wollen wir allerdings gleich für morgen mitschwitzen, denn eine kleine Sportpause braucht jeder mal. Deshalb verbringen Sie heute 45 Minuten auf einer hoffentlich netten Fahrradstrecke. Das macht schon mal 300 kcal. Dann kommt noch das Bauch-Beine-Po-Programm (ab Seite 137) hinzu und schon haben Sie die 500 kcal verbrannt, für die Sie sich morgen entspannt zurücklehnen können. Ach ja: Aufwärmen vorweg und Dehnen danach nicht vergessen!

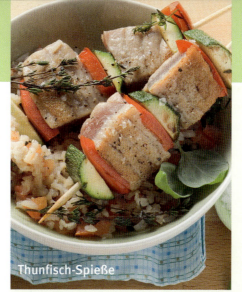

Thunfisch-Spieße

FRÜHSTÜCK (200 kcal)
Apfel-Schoko-Joghurt
Zubereitung: etwa 5 Minuten
1 großen Apfel waschen, halbieren, vom Kerngehäuse befreien, schälen, grob reiben. **5 g Ingwer** schälen und ebenfalls reiben. Apfel und Ingwer sofort mit **150 g fettarmem Schokojoghurt** verrühren.

MITTAGESSEN (500 kcal)
Thunfisch-Spieße
Zubereitung: etwa 45 Minuten
30g Vollkornreis in **100 ml Brühe** geben und bei geringer Hitze in etwa 30 Minuten ausquellen lassen.
2 Zweige Basilikum waschen, trocken schwenken, Blätter fein hacken. **350 g Tomaten** waschen, halbieren, entkernen, in kleine Würfel schneiden. **5 entsteinte schwarze Oliven** hacken und dazugeben. Mit **1 EL hellem Aceto balsamico**, Basilikum, **Salz** und **Pfeffer** würzen, 30 Minuten ziehen lassen. Mit dem gut abgetropften Reis vermengen.
1 kleine Zucchini und **1 kleine rote Paprikaschote** waschen, putzen und in große Würfel schneiden. **100 g Thunfisch** in 4 cm große Würfel schneiden. Alles auf 2 Spieße stecken. **3 Thymianzweige** in eine Pfanne mit **2 TL Olivenöl** geben, erhitzen, Spieße bei mittlerer Hitze 5 Minuten unter stetigem Wenden garen. Tomaten-Reis und Spieße auf einem Teller anrichten.

ABENDESSEN (500 kcal)
Lauchgarnelen
Zubereitung: etwa 20 Minuten
1 große Stange Lauch putzen, gründlich waschen, in schmale Ringe schneiden. **1 Knoblauchzehe** schälen, durch eine Presse drücken, beides mit **200 g geputzten Garnelen** in **1 EL Olivenöl** 3 Minuten dünsten. Mit **Salz, 1 TL Zucker** und **Rosenpaprika** würzen. Mit **75 ml Apfel-** und **50 ml Grapefruitsaft** ablöschen. 5 Minuten einkochen lassen.
6 Stängel Petersilie waschen, trocken schwenken, Blätter hacken und mit **60 g Frischkäse** (0,2 Prozent Fett) verrühren. Zwei Drittel davon unter die Garnelen rühren. **1 Scheibe Toastbrot** rösten, mit dem restlichen Petersilien-Frischkäse bestreichen, salzen, pfeffern und zu den Lauchgarnelen servieren.

6 Wochen

3. Tag

Heute und morgen dürfte sich entscheiden, ob Sie dem Abnehmen treu bleiben wollen.

Haben Sie eine Krise? 6 Wochen sind eine lange Zeit, daher sollten Sie genau überlegen, was Sie stören könnte und was Sie noch verändern wollen. Denn dieses Konzept ist flexibel, und bevor Sie ganz aussteigen, steigen Sie lieber um. Auf eine Zwischenmahlzeit mehr zum Beispiel und dafür ein kalorienleichteres Abendessen – genau wie am heutigen Tag. Rezeptbeispiele gibt es genügend, unter denen Sie frei wählen können. Und selbst das Sportprogramm ist ganz nach eigenen Wünschen zu absolvieren: Heute fällt es beispielsweise aus!

Ruhe statt Fitness

Weil Sie gestern gleich das doppelte Fitness-Pensum erfüllt haben, können Sie sich heute einen sportfreien Tag gönnen. Ausreichend Gelegenheit also, Ihr Abnehmkonzept zu überdenken. Sie sehen: Wenn mal die Zeit zum Sporteln fehlt, lässt sich einfach am Tag zuvor oder danach etwas mehr tun. Bei diesem leichten Fitness-Programm gar kein Problem. Ohnehin nutzen die Muskeln die kleine Pause gern, um sich zu regenerieren. Genießen Sie Ihren entspannten Tag!

FRÜHSTÜCK (200 kcal)

Knäckebrot mit Erdbeerkonfitüre
Zubereitung: etwa 5 Minuten
3 EL Magerquark mit einer Prise **Ingwerpulver** verrühren und auf **3 Scheiben dünnes Roggenknäckebrot** verteilen. Mit **3 TL Erdbeerkonfitüre** bestreichen, mit **1 TL Sesam** bestreuen.

ZWISCHENMAHLZEIT (100 kcal)

1 Becher Rote Grütze mit **Vanillesoße** (Diät-Produkt)

MITTAGESSEN (500 kcal)

Feldsalat mit roten Linsen
Zubereitung: etwa 20 Minuten
1 kleine Kartoffel schälen, würfeln und in **150 ml Gemüsebrühe** 15 Minuten bei geringer Hitze garen. **50 g rote Linsen** waschen und in den letzten 10 Minuten Garzeit zu den Kartoffeln geben.
1 EL Walnüsse ohne Fett in einer Pfanne rösten und fein hacken. **50 g Feldsalat** waschen, putzen und trocken schleudern. Linsen und Kartoffeln über einem Sieb abgießen, die Brühe auffangen und mit **2 EL hellem Aceto balsamico, 1 TL Walnussöl, Salz** und **Pfeffer** verrühren.
1 großen Apfel schälen, vom Kerngehäuse befreien und in kleine Würfel schneiden. Etwa zwei Drittel davon mit der Sauce unter die Linsen und Kartoffeln geben und locker mit dem Feldsalat vermengen. Übrige Apfelwürfel mit gehackten Walnüssen und **50 g Frischkäse** (0,2 Prozent Fett) verrühren, mit Salz und Pfeffer würzen und auf **2 Scheiben dünnes Roggenknäckebrot** verteilen. Zusammen mit dem Salat servieren.

ABENDESSEN (400 kcal)

Buntes Wurzelgemüse
Zubereitung: etwa 30 Minuten
75 g Sellerie, 100 g Karotten, 100 g Pastinaken und **1 kleine Kartoffel** schälen und in kleine Würfel schneiden. **1 Zwiebel** und **1 Knoblauchzehe** schälen, fein hacken und 1 Minute in **1 TL Rapsöl** dünsten. Gemüsewürfel und **Chilipulver** zugeben und bei mittlerer Hitze unter ständigem Rühren 3 Minuten garen. Mit **50 ml Gemüsebrühe** und **50 g hellem Traubensaft** ablöschen.
1 Tomate waschen, vom Stielansatz befreien, klein schneiden, mit **1 Lorbeerblatt** zum Gemüse geben. 15 Minuten bei geringer Hitze garen.
1/4 Bund Petersilie waschen, trocken schwenken, Blätter fein hacken. **1 TL Speisestärke** in wenig Wasser verrühren, zum Gemüse geben, aufkochen lassen. **30 g Parmesan** reiben. Lorbeerblatt aus der Suppe nehmen, Petersilie und Käse hinzugeben.

4. Tag

Guten Morgen! Schön, dass Sie weiterhin mitmachen – und hoffentlich immer mehr Freude am Abnehmen, Fitfühlen und Aktivsein finden.

Übrigens: Bevor Sie jeden Morgen ein anderes Frühstück zaubern, können Sie auch gerne das von gestern oder vorgestern wiederholen. Weil es so gut geschmeckt hat, weil es so schnell ging oder auch weil Sie die Zutaten noch im Kühlschrank stehen haben. Kein Problem. Auch wenn das gestrige 200 kcal hatte und heute eines mit 300 dran wäre. Dann haben Sie einfach noch eine 100-Kalorien-Zwischenmahlzeit gut!

Heute: Schwimmen

Keine Ahnung, wie das Wetter heute bei Ihnen ist. Doch Schwimmen geht eigentlich immer. Wozu gibt es auch in Ihrer Nähe ein Hallenbad? Schwimmen gehört mit zum Besten, womit Sie sich verwöhnen können. Okay, mit den Pfunden zu viel will sich keiner gern im Badedress zeigen. Doch vielleicht können Sie ja Ihre Familie oder die Freunde aktivieren, um mit Ihnen erst rund 15 Minuten lang Bahn für Bahn zu schwimmen und dann noch weitere 15 Minuten gemütlich im Becken zu planschen. So lustvoll und leicht kann Abnehmen sein!

FRÜHSTÜCK (300 kcal)
Birnen-Apfel-Frühstück
Zubereitung: etwa 7 Minuten
1 EL Kokosraspeln und **1 EL Haferflocken** in einer Pfanne ohne Fett leicht rösten. **1 große Birne** und **1 großen Apfel** waschen, vom Kerngehäuse befreien und grob raspeln. Alles vermischen, **1 EL Rosinen** und etwas **Zimt** zugeben.

MITTAGESSEN (500 kcal)
Hähnchenbrust-Auflauf
Zubereitung: etwa 75 Minuten
120 g Hähnchenbrustfilet in dünne kurze Streifen schneiden, mit **1/2 TL Kreuzkümmel** einreiben. Für 30 Minuten in den Kühlschrank stellen. **100 g Kartoffeln** schälen, in Würfel schneiden. **125 g Paprika** halbieren, waschen, Kerne und weiße Innenhäute entfernen. In Streifen schneiden. **75 g Feta light** würfeln. **1 kleine Zwiebel** schälen, ebenfalls würfeln und kurz in **1 EL Rapsöl** dünsten. Mit **100 g Frischkäse** (0,2 Prozent Fett) und dem Feta verrühren, mit **Salz** und **Pfeffer** würzen. Backofen auf 175 Grad vorheizen. Fleisch, Kartoffeln und Paprika in eine kleine Auflaufform geben, mit der Frischkäsesauce bedecken und etwa 40 Minuten backen.

ABENDESSEN (400 kcal)
Gurkengemüse mit Kidneybohnen
Zubereitung: etwa 20 Minuten
1/2 große Gurke mit einem Esslöffel entkernen, schälen und in dünne Scheiben schneiden. **1 kleine Zwiebel** schälen und würfeln. **2 Tomaten** waschen, vom Stielansatz befreien, achteln. Alles in **1 TL Rapsöl** dünsten. **4 EL Tomatenpüree** und **5 TL Aceto balsamico** zugeben, kurz einkochen lassen. **150 g Kidneybohnen** aus der Dose zugeben und weitere 5 Minuten bei geringer Hitze garen. **10 kleine Zweige Thymian** waschen, trocken schwenken, Blätter grob hacken, mit **Salz** und **Pfeffer** zum Gemüse geben. **30 g Parmesan** reiben und darüber streuen.

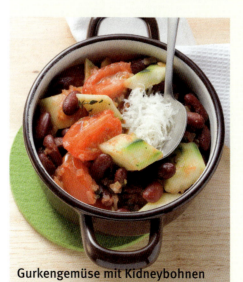

Gurkengemüse mit Kidneybohnen

6 Wochen

5. Tag

Bitte seien Sie nicht enttäuscht, sollten sich noch keine großen Abnehmerfolge zeigen. Schließlich haben Sie sich 6 Wochen Zeit genommen!

Sie haben also ab morgen noch 37 Tage, um Ihr Ziel zu erreichen. Nutzen Sie diese Zeit, um sich an eine Ernährung mit weniger Fett zu gewöhnen. Neue Essgewohnheiten zu erlernen, Geschmack an ihnen zu finden und sie in die eigene »Jeden-Tag-Küche« einzubauen, dafür können Sie dieses 6-Wochen-Abnehmprogramm optimal nutzen. Es könnte Ihnen für den Rest Ihres Lebens helfen, fit und schlank zu bleiben.

Gymnastik für daheim

Das Wetter zu schlecht, keine Zeit oder Lust, aus dem Haus zu gehen? Dann kann bei diesem leichten Sportprogramm auch ein bisschen Gymnastik ausreichen. Das kurze Bauch-Beine-Po-Training ab Seite 127 kombinieren Sie einfach mit einem doppelt so lange ausgeführten Aufwärmprogramm (ab Seite 122) und schon haben Sie Ihren Tagesbrennwert von 250 kcal abgefeuert. War doch nicht schwer, oder?

FRÜHSTÜCK (200 kcal)
Schinken-Toast mit Kiwi
Zubereitung: etwa 7 Minuten
1 Scheibe Toast toasten, mit **1 EL Salatcreme** bestreichen. **1 Kiwi** schälen und würfeln. **1/4 Bund Petersilie** waschen, Blätter hacken, mit Kiwi und **2 EL mildem Ajvar** verrühren. Auf **2 große Scheiben gekochten Schinken** geben und einrollen. Auf das Toastbrot legen.

ZWISCHENMAHLZEIT (100 kcal)
Cornflakes-Riegel (etwa 30 g)

MITTAGESSEN (500 kcal)
Bohnen-Gratin
Zubereitung: etwa 55 Minuten
Backofen auf 180 Grad vorheizen. **100 g festkochende Kartoffeln** schälen, in dünne Scheiben schneiden, in eine gefettete Auflaufform legen. Mit **Salz, Pfeffer** und **Muskat** würzen. **2 Zwiebeln** schälen, hacken. Mit **3 TL Paniermehl** und **50 g Rinderhack** vermengen und auf den Kartoffeln verteilen.
150 g grüne Stangenbohnen waschen, putzen, in Stücke schneiden. **4 Zweige Bohnenkraut** waschen, trocken schütteln, Blättchen mit den Bohnen in den Auflauf schichten. **150 g Tomaten** waschen, auf dem Auflauf verteilen. **30 g Parmesan** reiben, darüber streuen und alles im Ofen 40 Minuten backen.

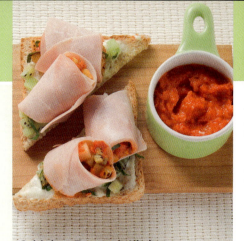
Schinken-Toast mit Kiwi

ABENDESSEN (400 kcal)
Paprika mit Caponata gefüllt
Zubereitung: etwa 60 Minuten
30 g Vollkornreis in **100 ml Gemüsebrühe** geben, zugedeckt bei geringer Hitze 30 Minuten quellen lassen. Backofen auf 200 Grad vorheizen.
Für die Caponata **100 g Aubergine, 100 g Staudensellerie, 150 g Tomaten** und **1/2 kleinen Fenchel** waschen, putzen, schneiden. Auberginen mit Staudensellerie in **1 EL Olivenöl** anbraten, Fenchelstreifen und **1 EL Kapern** zugeben, 3 Minuten dünsten, mit **1 EL Zucker** bestreuen und mit **3 EL Aceto balsamico** ablöschen. Tomatenstücke und **100 ml Tomatenpüree** zugeben, 5 Minuten schmoren, mit **Salz** und **Pfeffer** würzen. **1 große Paprika** halbieren, waschen, Kerne entfernen und Caponata hineinfüllen. Gefüllte Paprika im Ofen 20 Minuten garen. Mit der übrigen Caponata und Reis servieren.

6. Tag

Ein Rat an alle, die es gerade heute mal nicht so genau nehmen wollten: Lassen Sie das nicht einreißen.

Sie machen dieses Programm, um fit und in Form zu bleiben. Und wenn der Hunger auf ein Stück Schokolade aufkommt – warum sich als Zwischenmahlzeit nicht einen Schokoriegel gönnen? Bitten Sie außerdem Ihren Partner, die Freunde, Ihre Kinder, Sie zu unterstützen. Vielleicht haben die ja Lust, heute mit Ihnen zu walken. Oder Sie bringen Ihren Kollegen mal ein paar der Rezepte mit, die Sie am liebsten mögen – das verbindet.

Einfach schnell mal um den Block gehen

Sport muss nicht aufwendig sein: Je nach Wetter in die richtigen Schuhe schlüpfen und eine fitnesstaugliche Jacke anziehen, schon sind Sie bereit für einen schnellen Spaziergang – Sie können auch walken dazu sagen. Weil dieses Gehen etwas zügiger sein soll, ist ein vorheriges Aufwärmen (ab Seite 122) gut. Wenn Sie Zeit und Lust haben, gehen Sie 75 Minuten und erfüllen damit heute gleich das Pensum für morgen mit. Wenn Sie sich aber schon ans tägliche Sportprogramm gewöhnt haben, hören Sie nach knapp 40 Minuten auf und dehnen dann noch.

FRÜHSTÜCK (200 kcal)
Kiwi-Paprika-Knäcke
Zubereitung: etwa 7 Minuten
2 Kiwis schälen, in kleine Würfel schneiden. **1 kleine rote Paprika** halbieren, waschen, von Kernen und Innenhäuten befreien und ebenfalls fein würfeln. **10 Schnittlauchhalme** waschen und in dünne Röllchen schneiden, mit Kiwi- und Paprikawürfeln verrühren, mit **Salz** und **Pfeffer** würzen. Auf **3 dünne Scheiben Roggenknäckebrot** verteilen. Mit **1 TL Sesam** bestreut servieren.

ZWISCHENMAHLZEIT (100 kcal)
1 Schokoriegel (20 g)

MITTAGESSEN (400 kcal)
Mediterraner Fischauflauf
Zubereitung: etwa 40 Minuten
100 g mehligkochende Kartoffeln schälen, in kleine Stücke schneiden und in wenig Salzwasser etwa 15 Minuten garen. **180 g Seelachsfilet** entgräten, in 5 cm große Stücke schneiden, mit **Zitronensaft** beträufeln, mit **Salz** und **Pfeffer** würzen. Etwas **Thymian, Oregano, Rosmarin** und **Schnittlauch** waschen und trocken schwenken, die Kräuter fein hacken. Backofen auf 200 Grad vorheizen. **1/2 kleine Zwiebel** schälen, sehr klein hacken. **150 g Zucchini** waschen, putzen, längs halbieren und in Scheiben schneiden, mit

der Zwiebel in **1 TL Rapsöl** dünsten. **100 g Frischkäse** (0, 2 Prozent Fett), **1 EL Tomatenmark** und die **gehackten Kräuter** vermengen. **75 g gegarte Garnelen** klein schneiden. Die Kartoffeln mit einer Gabel zerdrücken, mit den Garnelen und der Frischkäsesauce unter die Zucchinimasse rühren. Alles in eine Auflaufform schichten und zugedeckt 20 Minuten backen.

ABENDESSEN (500 kcal)
Gefüllte Hackbällchen
Zubereitung: etwa 20 Minuten
150 g Zucchini waschen, putzen, in feine Scheiben, ein Viertel in kleinste Würfel schneiden. **4 Tomaten** waschen, vom Stielansatz befreien, drei Tomaten in Scheiben, eine in kleine Würfel schneiden. **4 Zweige Thymian** waschen, Blätter mit **75 g Rinderhack** und Gemüsewürfeln vermengen, mit **Jodsalz** und **Pfeffer** würzen und zu Kugeln formen. **30 g Feta light** in kleinste Würfel schneiden, einzeln in die Hackkugeln drücken und wieder mit Hack verschließen. Die Bällchen in **1 TL heißem Rapsöl** braten. **1/4 Bund Basilikum** waschen, trocken schwenken, grob hacken, **50 g Frischkäse** (0,2 Prozent Fett) mit **1 TL Tomatenmark** und Basilikum verrühren, auf **3 dünne Knäckebrotscheiben** streichen, mit den restlichen Zucchini- und Tomatenscheiben belegen und mit den Hackbällchen servieren.

6 Wochen

7. Tag

Eine Woche Fitness, Fettarmes und viel Ungewohntes liegen hinter Ihnen – war es angenehm?

Für manchen vielleicht etwas viel des Neuen, doch in den nächsten Wochen haben Sie sich daran längst gewöhnt. Dann motivieren auch die Pfunde, die plötzlich eines nach dem anderen verschwinden. Nach jeder Woche sollten Sie sich mit einer schönen Überraschung selbst belohnen. Ein duftender Blumenstrauß, ein guter Film im Kino oder das neue Buch eines Ihrer Lieblingsautoren. So macht das Abnehmen doch gleich doppelt so viel Spaß!

Auf zum Nordic Walking

Auch wenn Sie noch keine Nordic-Walking-Stöcke besitzen, können Sie beim heutigen 40-Minuten-Walken ruhig schon mal die Arme kräftig mitbewegen. Sie werden merken, wie beschwingt das Gehen dadurch wird. Vielleicht spornt es Sie an, in einem kleinen Kurs die Technik des Nordic-Walkings zu erlernen. Aber heute bleiben wir beim zügigen Spazierengehen plus schwingenden Armbewegungen. Damit es den Beinen und Armen auch so richtig gut tut, natürlich mit einer Aufwärmübung vorweg und dem Dehnen hinterher.

FRÜHSTÜCK (300 kcal)

Apfel-Porridge

Zubereitung: etwa 10 Minuten
1 Apfel waschen, vom Kerngehäuse befreien und in Stückchen schneiden.
1 TL Zitronensaft unterrühren. 1 EL Walnüsse fein hacken, mit 2 EL Haferflocken und 1 EL Hirseflocken in einer Pfanne ohne Fett kurz rösten, mit 100 ml Magermilch ablöschen, 1 EL Rosinen und die Apfelstücke zugeben. Kurz erwärmen.

MITTAGESSEN (500 kcal)

Gefüllte Hähnchenbrust auf Spinat

Zubereitung: etwa 25 Minuten
130 g Hähnchenbrust einschneiden, aufklappen und flach klopfen. 1 Tomate waschen, vom Stielansatz befreien, in Scheiben schneiden. Mit 20 g gekochtem Schinken in die Fleischtasche legen, mit Holzspießen schließen. 1 Zweig Rosmarin waschen und in das Fleisch stecken. Das Päckchen in 1 TL Olivenöl anbraten, mit Salz und Pfeffer würzen, wenden, weitere 5 Minuten braten und warm halten. 100 ml Hühnerbrühe aufkochen, 3 EL Frischkäse (0,2 Prozent Fett) unterrühren und mit Salz, Pfeffer und Paprikapulver würzen und zur Sauce einkochen lassen. 2 Knoblauchzehen schälen und klein hacken. 250 g Tomaten waschen, vom Stielansatz befreien und würfeln. 125 g Blattspinat noch tiefgekühlt mit Tomaten und Knoblauch erhitzen. 4 Zweige Basilikum waschen, trocken schwenken, Blätter grob hacken. 75 g Feta light (9 Prozent Fett) in Würfel schneiden, mit Basilikum zum Spinatgemüse geben. Mit Salz, Pfeffer und Muskat würzen. Geflügelpäckchen mit Sauce und Tomaten-Spinat auf einem Teller anrichten.

ABENDESSEN (400 kcal)

Bunter Salat mit Walnüssen

Zubereitung: etwa 15 Minuten
1 kleinen Kohlrabi schälen und in Würfel schneiden. 1/4 Salatgurke, 1 Tomate und 75 g Staudensellerie waschen und ebenfalls würfeln. 40 g mageren gekochten Schinken in kleine dünne Streifen schneiden. 1 Frühlingszwiebel waschen, Blattenden abschneiden, Rest fein hacken. 1/4 Bund Petersilie waschen, trocken schwenken, Blätter fein hacken. 1 Scheibe Toastbrot in Würfel schneiden, 1 EL Walnüsse grob hacken, beides ohne Fett rösten. 1 TL Walnussöl mit 2 EL Apfelsaft und 1 TL süßem Senf verrühren, mit dem Gemüse und dem Schinken vermengen, mit Salz und Pfeffer würzen und mit gerösteten Walnüssen und Toastbrotwürfeln bestreuen. Dazu gibt es 200 ml Apfelsaft.

Wie geht's weiter?

Sie haben die erste Woche geschafft. Gratulation! Ein gutes Stück Weg liegt noch vor Ihnen, doch jetzt sind Sie gut gerüstet.

Vielleicht merken Sie ja bei diesem lockeren Programm gar nicht so sehr, dass Sie auf Diät sind. Sie können sich in den nächsten Wochen aus dem großen Rezept-Reservoire (ab Seite 75 und alle anderen Beispielwochen) jeweils einen 1200-kcal-Tag zusammenstellen. Es gibt zahlreiche Kombinationsmöglichkeiten, zum Beispiel morgens 200 und mittags und abends je 500 kcal. Probieren Sie nach Herzenslust! Ganz nach Ihrem Geschmack fällt auch das Sportprogramm (ab Seite 111) aus. Sie können gern zwischen den einzelnen Fitness-Sportarten wechseln. Auch spezielle Gymnastikprogramme zum Kalorienverbrennen helfen über Tage hinweg, an denen Sie erst abends Zeit haben. Einfach so oft wiederholen, bis Sie den angestrebten Verbrauch von 300 kcal erreicht haben.

Das hilft bei Durchhängern

6 Wochen, eine lange Zeit. Da kommt es schon mal vor, dass der Appetit auf eine große Portion Nudeln steigt oder Sie von Kirschtorte träumen. Bevor Sie hungrig aufwachen, machen Sie sich 2 Dinge klar: Oft gibt es eine genauso leckere Alternative mit weit weniger Kalorien: Statt der Kirschtorte mit dicker Sahne eine ohne die Cremeschicht. Und statt der großen Portion Nudeln mit Gorgonzolasauce eine kleinere mit Tomaten-Zucchini-Sauce. Doch wenn all das keine wirklichen Alternativen zu Ihrem Genusswunsch sind, gilt die zweite Überlegung: Keine noch so kalorienreiche Leckerei gefährdet Ihren Abnehmerfolg, wenn sie eine Ausnahme bleibt. Also: Genießen Sie jede Kalorie so ausgiebig wie möglich.

Spezielles 6-Wochen-Programm

Sie können sich zum Sport nicht motivieren? Schade, denn die Bewegung sorgt für gute Laune und baut Muskeln auf, die vor dem Jojo-Effekt schützen. Die Alternative, wie Sie in 6 Wochen auch völlig ohne Sportprogramm das 5 Kilo-Abspeck-Ziel erreichen: Gehen Sie dafür von bisher 1200 kcal täglich auf knappe 900 kcal herunter. Sie können sich die Beispielwochen der 2- und 3-Wochen-Programme ansehen. Wollen Sie in den nächsten Wochen ohne Sport diese sehr strenge Diät einhalten? Dann los!

Und nach der Diät?

In den 6 Wochen werden Sie eine Menge lernen. Je mehr Sie davon auch danach noch beibehalten, umso sicherer bleibt Ihnen Ihr Wunschgewicht. Also: weiterhin in den gesunden Rezepten schmökern und ein bisschen auf dem Fitness-Pfad wandeln!

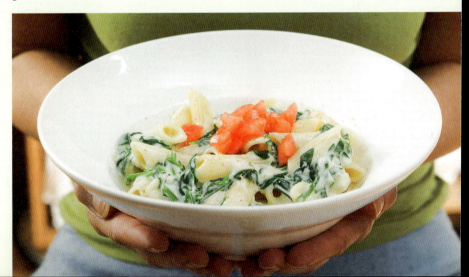

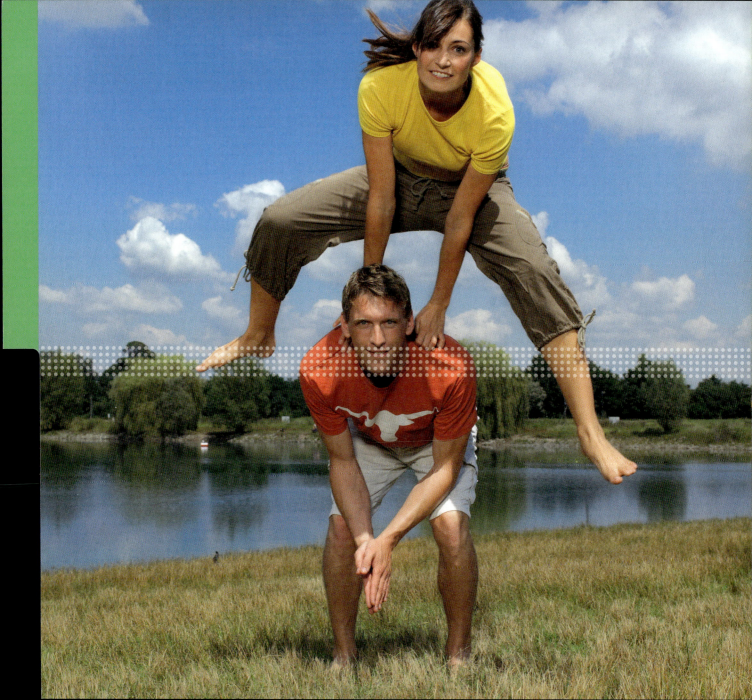

In 8 Wochen
5 Kilo weniger

Viel sporteln, gut essen – und dabei abnehmen

Ihre Devise: Besser etwas mehr Fitness jeden Tag als den Kaloriengürtel allzu eng zu schnallen. Ihr Speiseplan bringt es immerhin auf 1500 kcal täglich, erfüllt aber alle Kriterien einer fett- und kohlenhydratbewussten Ernährung. So bleibt der Insulinspiegel unten und die Zellen verbrennen mehr Fett. Die gute Nachricht: Bei all dem ist ab und zu ein kleines Stück Apfelkuchen durchaus erlaubt!

1. Tag

Bei den Rezepten haben wir es Ihnen besonders leicht gemacht.

Sie folgen vom Frühstück bis zum Abendessen einfach dem Plan. Sie können aber immer auch »ausbrechen« und sich ein anderes Rezept aus dem Buch auswählen. Hauptsache, Sie überschreiten nicht die ohnehin hohe Zahl von 1500 kcal pro Tag.

Täglich fast 400 kcal abtrainieren

Sind Sie bereit für Ihr Fitness-Programm? Im Sportteil ab Seite 111 können Sie unter verschiedenen Sportarten und Programmen wählen. Für die erste Woche steht Ihnen aber auch ein komplett vorbereitetes Programm zur Verfügung, in dem Sie schon mal die besten Fett-weg-Sportarten kennenlernen. Danach wählen Sie einfach, was Ihnen gefällt. Das Tagssoll von knapp 400 kcal verlieren Sie heute mit 20 Minuten Schwimmen. Am besten gleich morgens, wenn das Schwimmbad noch leer ist und ein leckeres Frühstück als Belohnung wartet. Gleich nach der Arbeit ist dann das Muskeltraining (ab Seite 134) dran. Dabei das Aufwärmen und Dehnen (ab Seite 122 und 136) nicht vergessen.

FRÜHSTÜCK (300 kcal)
Kiwi-Melone

Zubereitung: etwa 7 Minuten

1 EL Walnüsse hacken und mit **2 EL Haferflocken** ohne Fett rösten. **1/2 kleine Melone** von den Kernen befreien, mit einem Kugelausstecher aushöhlen. **2 Kiwis** schälen, in Scheiben schneiden, mit den Melonenkugeln in die ausgehöhlte Melonenhälfte geben, mit Haferflocken und Walnüssen bestreuen.

ZWISCHENMAHLZEIT (100 kcal)
1 Apfel

MITTAGESSEN (500 kcal)
Kabeljau auf Kohlrabi-Gurken-Gemüse

Zubereitung: etwa 25 Minuten

1/4 Bund Dill waschen, trocken schwenken, hacken. **1 kleinen Kohlrabi** und **1/2 Salatgurke** schälen, längs halbieren, Kohlrabihälften vierteln, in schmale Scheiben schneiden und in **1 TL Rapsöl** dünsten. Gurkenhälften mit einem Esslöffel von den Kernen befreien, in schmale Scheiben schneiden, zum Kohlrabi geben. Mit **3 EL Brühe** ablöschen und 10 Minuten garen. **200 g Kabeljaufilet** entgräten und in einer Mischung aus **2 EL Mehl**, etwas **Salz** und **Pfeffer** wenden. In einer Pfanne **1 TL Rapsöl** erhitzen, Fischfilet darin von beiden Seiten je 2 Minuten braten.

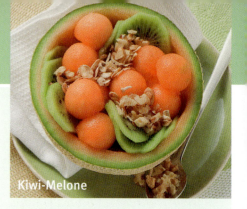

Kiwi-Melone

75 g Kräuterfrischkäse (5 Prozent Fett) mit **3 EL Brühe** und **1/2 TL Zitronensaft** zu einer Sauce verrühren, mit der Hälfte des Dills, Salz und Pfeffer würzen. Restlichen Dill zum Gemüse geben und mit der Sauce zum Fisch servieren.

ZWISCHENMAHLZEIT (200 kcal)
1 kleines einfaches Stück Apfelkuchen

ABENDESSEN (400 kcal)
Kalbsgeschnetzeltes

Zubereitung: etwa 20 Minuten

170 g Kalbfleisch in Streifen schneiden, in **1 EL Rapsöl** etwa 2 Minuten braten, herausnehmen, mit **Salz** und **Pfeffer** würzen, warm stellen. **1 Zwiebel** schälen, hacken, in der Pfanne dünsten und mit **4 EL Tomatensaft** ablöschen. **1 kleine Tomate** waschen, würfeln, zugeben. Alles offen 3 Minuten einkochen lassen. **4 EL flüssige Gemüsebrühe** mit **100 g Frischkäse** (0,2 Prozent Fett) verrühren, zugeben und aufkochen. **2 Salbeiblätter** waschen, klein hacken und zum Geschnetzelten geben. Zusammen mit der Frischkäse-Sauce servieren.

2. Tag

Sie wollen jeden Tag ein Stück Apfelkuchen? Und meinen, das passt nicht zur Diät?

Sie irren. Tauschen Sie einfach die 200-kcal-Zwischenmahlzeit gegen den Apfel-kuchen aus. Aber bitte ohne Sahne! Mögen Sie hingegen eher etwas Pikantes, dann ist heute genau das Richtige für Sie dabei! Doch diese Zwischensnacks sind nur drin, wenn Sie regelmäßig Ihr Sport-programm absolvieren. Auch hier kön-nen Sie für Abwechslung sorgen, wie die Beispiele dieser Woche zeigen. Meist legt man sich dann irgendwann auf eine Sportart fest, die, je länger man dabei bleibt, umso besser gefällt.

Aufs Rad und zu den Hanteln

Damit Sie morgen einen sportfreien Tag und damit mehr Zeit für sich haben, ver-doppeln wir heute die sportliche Leis-tung. Mit 35 Minuten Fahrradfahren (dabei sollten Sie etwa 9 Kilometer auf ebener Strecke zurücklegen) und dem Hanteltraining ab Seite 124 kein Pro-blem. Die Hanteln fehlen? Nehmen Sie mit Wasser gefüllte Plastikflaschen. Und um weder Zerrungen noch Muskelkater zu riskieren, bitte auch auf den Seiten 122 und 136 das Aufwärm- und das Dehnprogramm berücksichtigen.

FRÜHSTÜCK (300 kcal)
Birne mit Knuspernüssen
Zubereitung: etwa 7 Minuten
1 EL Walnüsse grob hacken und ohne Fett rösten. **1/4 TL Zitronensaft** mit **1 TL Honig** verrühren. **1 große, reife Birne** schälen, vom Kerngehäuse befreien, grob reiben und mit dem Zitronen-Honig ver-rühren. Mit wenig Nelkenpulver würzen und mit den gerösteten Walnüssen ser-vieren. Dazu **200 ml Orangensaft.**

ZWISCHENMAHLZEIT (100 kcal)
100 g Kräuter-Hüttenkäse

MITTAGESSEN (500 kcal)
Romanasalat mit Tomaten
Zubereitung: etwa 10 Minuten
1 Romanasalat waschen, trocken schwen-ken, in Streifen schneiden, **2 Tomaten** waschen und achteln. **100 g dünne Schei-ben Lachsschinken** in Streifen schneiden, mit Salat, Tomaten und **50 g Sojaspros-sen** vermengen. **3 EL Weißweinessig**, **1 TL Sojasauce**, **1 TL Walnussöl**, **4 EL Ge-müsebrühe**, Salz, Pfeffer, **1/2 TL Zucker** und etwas **Paprikapulver** zu einer Sauce verrühren, über den Salat geben. **1 TL Se-sam** in einer Pfanne ohne Fett rösten und über den Salat geben.
30 g Ajvar mit **30 g Magerquark** verrüh-ren, mit Salz, Pfeffer und Paprika pikant würzen, auf **2 Scheiben dünnes Roggen-knäckebrot** streichen und mit **200 ml Obstsaft** zum Salat servieren.

ZWISCHENMAHLZEIT (200 kcal)
125 g Mozzarella light, **1 Tomate** und **4 Basilikumblätter** schneiden und mischen.

ABENDESSEN (400 kcal)
Tomatensuppe
Zubereitung: etwa 25 Minuten
1 Scheibe Toast in Würfel schneiden, in einer Pfanne ohne Fett rösten. **1 kleinen säuerlichen Apfel** schälen, vom Kernge-häuse befreien und achteln. **300 g voll-reife Tomaten** kreuzweise einschneiden, 20 Sekunden in siedendes Wasser geben, häuten, Stielansätze entfernen, Tomaten grob zerteilen. **100 g mehlig-kochende Kartoffeln** schälen und wür-feln. **1 milde rote Zwiebel** schälen und hacken, mit den Kartoffeln in **1 EL Oliven-öl** dünsten, Tomaten- und Apfelstücke zugeben und mit **300 ml Gemüsebrühe** ablöschen. **4 Stängel Thymian** waschen, Blätter grob hacken, zur Suppe geben und 15 Minuten offen ziehen lassen. Suppe pürieren und mit wenig **Zucker**, **Salz** und **Pfeffer** würzen.
1 TL mildes Currypulver mit **30 g Frisch-käse** (0,2 Prozent Fett) und **1 TL Milch** verrühren. Mit den Toastbrotwürfeln in die Suppe geben und servieren. Dazu **1 dünne Scheibe Roggenknäckebrot.**

3. Tag

Trinken Sie reichlich, das heißt mindestens 1,5 Liter pro Tag.

Das kann gerade beim Abnehmen nicht häufig genug gesagt werden. Und wer beim Sport schwitzt, muss auch diesen Wasserverlust möglichst schnell ausgleichen. Daher nach dem Sport reichlich trinken, am besten ein Mineralwasser mit viel Kalzium und Magnesium, den beiden Fitmacher-Mineralstoffen. Gar nicht gut geeignet sind reine Säfte. Sie sind viel zu süß, als dass der Darm sie schnell ans Blut weitergeben könnte. Besser Sie verdünnen den Fruchtsaft mit mindestens 3-mal so viel Wasser. Diese Fruchtsaftschorle kann übrigens auch mit den teuren Sportdrinks mithalten.

Heute Sportpause

Nutzen Sie die Sportpause zur Suche nach Rezepten in diesem Buch, die Sie locken. Alle Gerichte, die die gleiche Kalorienzahl aufweisen, können Sie bedenkenlos gegeneinander austauschen. Und wenn's mal schnell gehen muss, sind auch Fertigprodukte okay. Allerdings dürfen sie nur 300 bis 500 kcal pro Portion haben. Es gibt nur eine Einschränkung: Wenn die Hauptzutaten Kartoffeln, Nudeln oder Reis sind – Finger weg, auch wenn die Kalorienzahl stimmt.

FRÜHSTÜCK (200 kcal)
Gemüse-Knäcke
Zubereitung: etwa 7 Minuten
1/2 kleine Paprikaschote waschen, putzen, in kleine Würfel schneiden. **1 kleine Gewürzgurke** würfeln, **1 große Scheibe gekochten Schinken** in Stücke schneiden und mit **100 g Frischkäse (0,2 Prozent Fett)** verrühren; mit **1 TL süßem Senf, Salz, Pfeffer** und **Currypulver** würzen. Ist die Masse zu fest, 1/2 TL Wasser unterrühren. Auf **3 Scheiben dünnem Roggenknäckebrot** verteilen, **10 Schnittlauchhalme** waschen, schneiden und über die Brote streuen. Dazu **200 ml Apfelsaft**.

ZWISCHENMAHLZEIT (200 kcal)
6 Trockenfeigen

MITTAGESSEN (400 kcal)
Forelle mit Champignongemüse
Zubereitung: etwa 20 Minuten
Backofen auf 200 Grad vorheizen. **1 mittelgroße Forelle** innen und außen mit **Salz** und **Pfeffer** würzen, mit **Zitronensaft** beträufeln. **1 Bund Petersilie** waschen, ein Drittel davon in die Bauchhöhle der Forelle legen. Auf ein Blech mit Backpapier legen, im Ofen 10 Minuten garen, nach 5 Minuten wenden.
1 Kartoffel schälen und in dünne Scheiben schneiden. **150 g Champignons** trocken abreiben, von Stielenden befreien,

in Scheiben schneiden. Beides in **1 TL Rapsöl** 4 Minuten dünsten. Die restliche Petersilie hacken. **1 große Tomate** waschen, putzen, würfeln, mit **1 EL Kapern**, der Petersilie und **30 g Frischkäse (0,2 Prozent Fett)** unter die Pilze geben, salzen und pfeffern. Forelle filetieren, mit dem Gemüse servieren.

ZWISCHENMAHLZEIT (200 kcal)
2 große Birnen

ABENDESSEN (400 kcal)
Schweineschnitzel mit Brokkoli
Zubereitung: 30 Minuten plus Marinierzeit
175 g Schweineschnitzel mit **Salz, Pfeffer** und **Paprika, edelsüß**, einreiben, in eine Mischung aus **2 EL Sojasauce, 2 EL Weißwein** und **100 ml Gemüsebrühe** geben und 3 Stunden marinieren. **300 g Brokkoli** waschen, in kleinste Röschen teilen. **1 Zwiebel** schälen und klein schneiden. Beides in **1 TL Rapsöl** dünsten. Fleisch aus der Marinade nehmen, abtropfen lassen. Marinade zum Gemüse geben, 20 Minuten dünsten lassen. Fleisch trocken tupfen, in **1 TL Rapsöl** von beiden Seiten je 2 Minuten scharf anbraten, mit Salz und Pfeffer würzen, warm stellen. **80 g Frischkäse (0,2 Prozent Fett)** 2 Minuten vor Ende der Garzeit in das Gemüse rühren. Mit **Muskat** würzen, mit dem Schnitzel servieren.

4. Tag

Die Portionen sind großzügig bemessen, hier muss niemand hungern.

Zwar wächst beim täglichen Sport der Appetit, doch damit der sich nicht aufstaut, dienen Snacks dazu, den kleinen Hunger zwischendurch zu stillen. Oder Sie gleichen mit ihnen das fehlende Dessert nach dem Essen aus. Wann Sie sich die Zwischenmahlzeiten schmecken lassen, bleibt ganz Ihrem Appetit vorbehalten. Und wenn der Heißhunger allzu groß ist, können Sie auch gleich beide hintereinander vernaschen. Aber nicht meckern, wenn es an diesem Tag dann keinen weiteren Snack mehr gibt! Es ist schließlich Diät-Zeit.

Power- oder Nordic Walking

Spazieren gehen kann jeder, auch wenn das heute walken heißt. Power Walking nennt man das Gehen im Schnellschritt und mit Armeinsatz. Das sollten Sie mal ausprobieren. Vielleicht reizt Sie sogar Nordic Walking, das wäre optimal. Nach dem Aufwärmen walken Sie also ganz locker etwa 30 Minuten lang. Danach dehnen. Am Abend dann der zweite Teil des heutigen Programms: das Muskeltraining ab Seite 134.

FRÜHSTÜCK (300 kcal)
Mohn-Mandarinen-Joghurt
Zubereitung: etwa 7 Minuten
1 EL Mandelblättchen ohne Fett rösten. **50 g kernlose grüne Weintrauben** waschen und halbieren. **2 EL Mohn** mit **3 EL Magermilch** und **150 g Magermilch-Joghurt** verrühren. **3 Mandarinen** gut schälen, in schmale Streifen schneiden, Kerne entfernen. Obst mit den Mandelblättchen in die Joghurtmasse geben. Dazu gibt es **200 ml Orangensaft**.

ZWISCHENMAHLZEIT (100 kcal)
300 ml Möhrensaft

MITTAGESSEN (500 kcal)
Rindfleisch-Gurken-Ragout
Zubereitung: etwa 30 Minuten
100 g Kartoffeln in wenig Wasser 25 Minuten garen. **1 kleine Zwiebel** schälen, hacken, in **1 EL Rapsöl** dünsten. **160 g Rindfleisch** und **200 g Gewürzgurken** würfeln. Fleisch in die Pfanne geben, von allen Seiten anbraten. **1 TL Senf** unterrühren, mit **100 ml Rinderbrühe** ablöschen und die Gurkenwürfel mit **100 g Frischkäse** (0,2 Prozent Fett) unter das Ragout geben. **1/2 Bund Dill** waschen, harte Stängel entfernen, Dill fein hacken, mit Salz und Pfeffer zum Ragout geben. Die Kartoffeln schälen, salzen und dazu servieren.

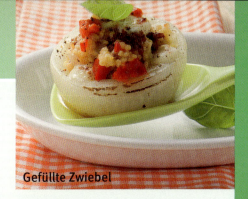

Gefüllte Zwiebel

ZWISCHENMAHLZEIT (100 kcal)
100 g Hüttenkäse mit **Currypulver**

ABENDESSEN (500 kcal)
Gefüllte Zwiebel
Zubereitung: etwa 55 Minuten
50 g Hirse in **200 ml Gemüsebrühe** zugedeckt 25 Minuten quellen lassen. **1 große Gemüsezwiebel** in reichlich Salzwasser 10 Minuten garen, kalt abschrecken, quer halbieren, aushöhlen bis auf die äußersten 3 Schichten, salzen und in eine Auflaufform stellen. Zwiebelinneres fein hacken, mit **50 g Rinderhack** in **1 TL Olivenöl** dünsten. **1 rote Paprika** halbieren, waschen, von Kernen und Innenhäuten befreien, würfeln und mit der Zwiebel-Hack-Mischung 10 Minuten vor Ende der Garzeit unter die Hirse geben. Mit **Salz** und **Pfeffer** würzen. Backofen auf 220 Grad vorheizen. **1/4 Bund Basilikum** waschen und hacken, **50 g Mozzarella light** in kleine Würfel schneiden, mit **1 EL Ajvar** und dem Basilikum unter die Hirse-Mischung geben. In die Zwiebel füllen und 20 Minuten im Ofen garen.

8 Wochen

5. Tag

Schon gemerkt, dass es mit dem Sport jetzt immer besser geht, und Sie sogar manchmal richtig Spaß an der Bewegung haben?

Wenn nicht, keine Sorge: Sie haben ja noch einige Zeit vor sich, um die Vorteile sportlicher Betätigung zu erleben. Und wenn Ihnen das Programm nicht zusagt, dann können Sie immer wieder eine andere Sportart ausprobieren. Vielleicht verhilft Ihnen eine Gruppe oder das wachsame Auge eines Trainers zu mehr Ansporn, sich auszupowern und Leistung zu zeigen. Dann also ab ins Sportstudio oder in den Verein – dort warten schon Spinning-Geräte, Aerobic-Kurse und Nordic-Walking-Gruppen auf Sie! Ausprobieren lohnt sich unbedingt!

Eine nette Fahrradtour

Ihr Sportprogramm wird heute zu einem reinen Freizeitvergnügen. Laden Sie Freunde zum Fahrradfahren ein, den gefüllten Picknickkorb organisieren Sie. Schon nach einer Stunde haben Sie Ihr Sportsoll locker erreicht. Zwischendurch noch eine Runde Badminton – und die heute abgearbeiteten Kalorien reichen gut und gerne für morgen mit.

FRÜHSTÜCK (200 kcal)
Apfelcreme auf Toast
Zubereitung: etwa 7 Minuten
1 **Scheibe Vollkorntoast** rösten. 5 g **Ingwer** schälen, 1 **Apfel** schälen, vom Kerngehäuse befreien, beides reiben, 1 TL **Zitronensaft** und 50 g **Frischkäse** (0,2 Prozent Fett) unterrühren, mit Zimt würzen. Die Apfelcreme dick auf den Toast streichen. 10 g **Walnüsse** hacken, ohne Fett rösten und darüber streuen. Dazu passen gut 200 ml **Apfelsaft**.

ZWISCHENMAHLZEIT (200 kcal)
300 g **Magermilch-Joghurt** mit Früchten

MITTAGESSEN (500 kcal)
Rucolasalat mit Mandarinen
Zubereitung: etwa 10 Minuten
1 **Scheibe Toastbrot** in Würfel schneiden und in einer Pfanne rösten. 50 g **Rucola** verlesen, waschen und putzen. 50 g **kernlose Trauben** waschen und halbieren. 2 **Mandarinen** schälen, in Streifen schneiden, die Kerne entfernen. 1 **Stange Staudensellerie** waschen, putzen und in Scheiben schneiden. 100 g **Putenschinken** in Streifen schneiden. Alles in eine Schüssel geben. 1/4 **Bund Petersilie** waschen, trocken schwenken, fein hacken, mit 150 g **fettarmem Joghurt**, 1 EL **Zitronensaft**, 1 TL **Rapsöl**, 3 EL **Orangensaft** und 1/2 TL **Senf** verrühren, mit **Salz** und

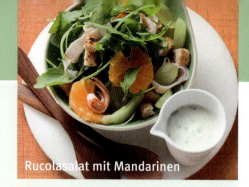

Rucolasalat mit Mandarinen

Pfeffer würzen. Über den Salat geben, mit den Brotwürfeln bestreuen und servieren. Dazu gibt es 200 ml **Orangensaft**.

ZWISCHENMAHLZEIT (200 kcal)
1 **Schokoriegel** (40 g)

ABENDESSEN (400 kcal)
Schweinestreifen mit Karotten
Zubereitung: etwa 30 Minuten
1 **kleine Zwiebel** und 10 g **frischen Ingwer** schälen und klein hacken. 3 TL **Walnüsse** hacken. 150 g **Schweineschnitzel** in 1 EL **Rapsöl** 2 Minuten je Seite braten, herausnehmen. Zwiebel in der Pfanne dünsten, Walnüsse und Ingwer hinzugeben, mit 1 TL **Aprikosenkonfitüre**, **Currypulver** und 1 TL **Zitronensaft** würzen. 5 EL **Magermilch** und 4 EL **flüssige Gemüsebrühe** zugeben, 15 Minuten garen. 2 **Karotten** schälen, in dünne Scheiben schneiden. 1 EL **Puderzucker** bei geringer Hitze karamellisieren, die Karotten darin dünsten, mit 3 EL **flüssiger Gemüsebrühe** ablöschen und kurz bei starker Hitze offen garen. Fleisch klein schneiden, in der Currysauce erhitzen und mit den Karotten servieren.

6. Tag

Auch wenn die Portionen in der 8-Wochen-Diät groß sind – Kassler, Nudelgerichte und Kartoffelsalat sind dennoch tabu!

Auch bei diesem 8-Wochen-Konzept mit relativ vielen Kalorien sind die Rezepte genau ausgetüftelt. Schließlich sollen nicht zu viele leicht verfügbare Kohlenhydrate den Fettabbau blockieren. Und ebenso wenig sollen sich ungesunde Fettsäuren in den Adern festsetzen – damit nicht nur die äußerlich sichtbaren Fettpölsterchen verschwinden, sondern am besten auch die kleinen, aber gefährlichen Fettansammlungen in den Gefäßen – Ausgangspunkte für Herzinfarkt und Thrombose. Doch was machen dann Schokolade und Kuchen in der Diät? Das sind die netten, aber kleinen Ausnahmen von der Regel, die Sie sich nur leisten können, weil Sie sich 8 Wochen lang fast täglich Ihrer Fitness widmen. Also: genießen Sie sie!

Mal wieder eine Sportpause

Auch nicht schlecht, so ein fauler Tag! Doch wie Sie ja wissen: Sport tut Ihnen äußerlich wie innerlich gut. Also vielleicht überlegen Sie es sich und drehen doch noch ein paar Runden – auf dem Rad natürlich, nicht mit dem Auto!

FRÜHSTÜCK (300 kcal)

Müsliklassiker

Zubereitung: etwa 7 Minuten
2 EL kernige Haferflocken und **1 EL Mandelblättchen** ohne Fett kurz rösten. Mit **100 g Magermilch-Joghurt, 20 g Rosinen** und **1 TL Honig** vermengen. **1 Apfel** schälen, vom Kerngehäuse befreien und grob reiben. Alles auf einen Teller geben und mit etwas Zimt würzen.

ZWISCHENMAHLZEIT (200 kcal)

2 große Birnen

MITTAGESSEN (500 kcal)

Blitz-Eintopf

Zubereitung: etwa 25 Minuten
1 Zwiebel schälen und in kleine Würfel schneiden. **200 g Gemüsereste** Ihrer Wahl waschen, putzen, ebenfalls würfeln. In **1 EL Rapsöl** dünsten, mit **300 ml Gemüsebrühe** ablöschen. **80 g geräucherten mageren Schinken** in schmale Streifen schneiden, mit **150 g weißen** oder **roten Bohnen** aus der Dose, **1 Lorbeerblatt** und **1 Liebstöckelblatt** zum Gemüse geben. Bei geringer Hitze 10 Minuten offen zu einem dicken Eintopf einkochen lassen. Mit **Paprikapulver, Salz** und **Pfeffer** würzen. Lorbeer- und Liebstöckelblatt herausnehmen. Mit **20 g Parmesan**, frisch gerieben, servieren. Dazu gibt es **1 Glas Apfelsaft**.

ABENDESSEN (500 kcal)

Lachsfilet im Lauchmantel

Zubereitung: etwa 50 Minuten
Backofen auf 200 Grad vorheizen. **1 dicke Lauchstange** putzen. 4 Lauchblätter (mindestens 40 x 15 cm groß) von den Stangen abziehen, waschen, in Salzwasser 3 Minuten garen, in Eiswasser abkühlen. **150 g Lachsfilet** in 4 gleiche Stücke teilen, mit **1 TL Zitronensaft** beträufeln, mit **Salz** und **Pfeffer** würzen. Jedes Filetstück in ein Lauchblatt wickeln, mit der Naht nach unten in eine Auflaufform setzen. **150 ml Fischfond** zugießen, **1 Lorbeerblatt** halbieren und zugeben. Die Lachspäckchen nun zugedeckt im Ofen 25 Minuten garen.
100 ml Gemüsebrühe aufkochen, **75 g tiefgekühlte Erbsen** und **30 g Vollkornreis** hineingeben, bei mittlerer Hitze zugedeckt etwa 30 Minuten quellen lassen. Restliche Lauchblätter hacken, in **1 TL Rapsöl** kurz dünsten, zum Reis geben. Gegarte Filetstücke im Lauchmantel warm stellen. Den Sud mit **1/2 TL scharfem Senf** aufkochen, **50 g Frischkäse** (0,2 Prozent Fett) und **1 TL Speisestärke** verrühren und unter die Sauce gegen, mit Salz und Pfeffer würzen. **1 Zweig Dill** waschen, trocken schwenken, fein hacken, jeweils die Hälfte unter die Sauce und unter den Erbsen-Reis rühren. Beides zu den Lachspäckchen servieren.

8 Wochen

61

7. Tag

Nach einer Woche dürfen Sie sich getrost einen Kontrollblick auf die Waage erlauben.

Da sollten keine großen Enttäuschungen zu erwarten sein, außer Ihre Hoffnungen waren unrealistisch. Immerhin haben Sie erst ein Achtel der Strecke auf dem 5-Kilo-Weg hinter sich gebracht. Da können Sie sich über einen Gewichtsverlust von 1 bis 2 Pfund schon freuen. Schließlich haben Sie sich für das leckere Apfelkuchen-Abnehm-Programm entschieden. Zwar ohne Sahne, aber immerhin! Was mal wieder beweist, dass Schlankwerden und Schlemmen durchaus harmonieren können. Mit den richtigen Rezepten kein Problem!

Ran an den Speck, rein in die Laufschuhe

Ob der Blick auf die Waage Sie nun begeistert oder enttäuscht hat: Er sollte Sie anspornen, sich beim Walken richtig ins Zeug zu legen. Wer im Joggen geübt ist, darf sogar noch einen Zahn zulegen. Und Nordic Walker haben natürlich Ihre Stöcke dabei. Auf geht's zu 45 Minuten Laufprogramm, in moderatem Tempo. Und falls es heute regnen sollte – Sie kennen ja den Spruch: Schlechtes Wetter gibt es nicht, nur falsche Kleidung.

FRÜHSTÜCK (300 kcal)

Kräuter-Knäckebrot

Zubereitung: etwa 7 Minuten

1/4 Bund Schnittlauch und **3 Zweige Basilikum** waschen, hacken. Von einem halben Kästchen die **Kresse** abschneiden. Kräuter mit **1 EL Ajvar** und **100 g Frischkäse** (0,2 Prozent Fett) verrühren. Mit **Salz, Pfeffer** und **Currypulver** würzen. Auf **3 Scheiben dünnes Roggenknäckebrot** streichen. Dazu **200 ml Apfelsaft**.

ZWISCHENMAHLZEIT (200 kcal)

2 Doppelkekse mit Schokofüllung

MITTAGESSEN (500 kcal)

Fenchel-Fleisch-Ragout

Zubereitung: etwa 20 Minuten

150 g Champignons trocken abreiben, von den Stielenden befreien und in dünne Scheiben schneiden. **50 g Frischkäse** (0,2 Prozent Fett) mit **50 ml Gemüsebrühe** erhitzen, die Pilze darin etwa 10 Minuten dünsten. **1/2 Fenchelknolle** waschen, putzen und in kleine Würfel schneiden. Dann in **1 EL Rapsöl** anbraten und 3 Minuten unter Rühren dünsten lassen. **180 g Putenbrust** in etwas größere Würfel schneiden und zum Fenchel dazugeben, mit **100 ml Gemüsebrühe** und **100 ml Orangensaft** ablöschen und offen 5 Minuten bei mittlerer Hitze einkochen.

2 Orangen schälen, weiße Innenhäute mit entfernen. Die Fruchtfilets aus den Häutchen herausschneiden. **1/4 Bund Petersilie** waschen, trocken schwenken und fein hacken. Zur Hälfte mit **50 g Frischkäse** unter das Ragout geben, mit **Salz, Pfeffer** und **Paprikapulver** würzen, die Orangenfilets zugeben, noch 1 Minuten garen. Übrige Petersilie zu den Pilzen geben und zum Ragout servieren.

ZWISCHENMAHLZEIT (200 kcal)

1 kleines Stück Käsekuchen

ABENDESSEN (300 kcal)

Thunfischsalat mit Bohnen

Zubereitung: etwa 50 Minuten

100 g grüne Bohnen waschen, putzen und in wenig Salzwasser 20 Minuten garen. **150 g Tomaten** waschen, vom Stielansatz befreien und in kleine Stücke schneiden. **1/2 Zwiebel** schälen und fein schneiden. Mit **1 TL Weißweinessig**, dem **Saft einer Zitrone**, **1 TL Kapern** und **1 TL Olivenöl** verrühren. **140 g Thunfisch** ohne Öl aus der Dose abtropfen lassen, mit einer Gabel zerpflücken, mit den Tomaten unter die Sauce geben. Gegarte Bohnen halbieren oder dritteln, noch heiß unter den Thunfischsalat geben, mit **Salz** und **Pfeffer** würzen. 15 Minuten durchziehen lassen. **30 g Feldsalat** waschen, trocken schwenken, unter den Salat geben.

Wie geht's weiter?

Hat Ihnen die erste Woche gefallen? Wenn nicht, modifizieren Sie Ihr Programm, wenn ja, sind Sie zu weiteren 7 Wochen herzlich eingeladen.

Sie haben die Wahl zwischen vielen Rezepten in diesem Buch, die Sie ganz nach Ihren Wünschen über den Tag verteilen können – Hauptsache, Sie kommen auf 1500 kcal. Während der Diät lernen Sie die fett- und kohlenhydratbewusste Ernährungsweise. Sie schmälern die Kartoffel-, Reis- und Nudelportionen zugunsten von Gemüse. Sie braten in wenig Raps- und Olivenöl und wählen für den Salat am besten ein Walnussöl. Neben dem Spaß an der neuen Fitnessküche wird Ihre Lust am Fitness-Sport ständig steigen. Sport ist die vielleicht einzige gesunde Sucht. Wer gewohnt ist, sich zu bewegen, würde es vermissen. So weit ist es bei Ihnen noch nicht? Dann warten wir mal die nächsten 7 Wochen ab.

Misserfolge machen schlauer

Sie müssen nach einer Woche schon passen? Tägliche Fitness ist nichts für Sie, weil beispielsweise allein schon der Beruf 10 Stunden fordert oder 3 Kinder und der Haushalt zu meistern sind. Sie wollen aber trotzdem 5 Kilo loswerden. Wenn Sie das erkannt haben, sparen Sie sich den Zeitstress mit Sportstudio- oder Schwimmbad-Besuchen. Schauen Sie sich lieber mal das folgende Angebot an:

Spezielles 10-Wochen-Programm

Ihnen sind 45 Minuten Sport pro Tag zu aufwendig? Reduzieren Sie einfach auf 30 Minuten – oder 90 jeden dritten Tag! So schaffen Sie – wenn Sie weiter wie im 8-Wochen-Programm essen – in 10 Wochen Ihr 5-Kilo-Ziel.

Und nach der Diät?

Auf welchem Weg auch immer Sie Ihre unerwünschten 5 Kilo loswurden – nach der Diät geht das normale Leben weiter. Aber nicht mehr so wie vorher, denn in den vergangenen 8 Wochen haben Sie viele Gewohnheiten hinterfragt und einige davon sicherlich schon abgelegt. Ernähren Sie sich weiterhin gesund und sporteln Sie nach Lust und Laune – das Buch hilft Ihnen bei beidem auch nach der Diät weiter.

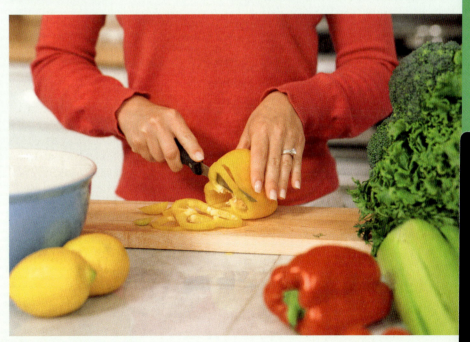

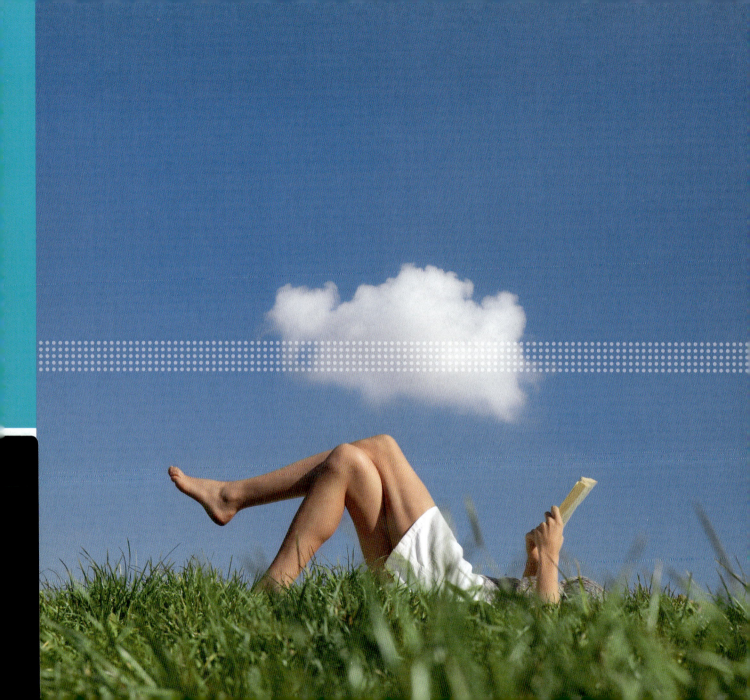

In 10 Wochen 5 Kilo weniger

No Sports! Das Programm für Bewegungsmuffel

Wenn Sie sich für dieses Programm entschieden haben, müssen Sie eines wissen: Ohne Bewegung ist der Kampf gegen die Kilos deutlich schwerer. Doch auch überzeugte Bewegungsmuffel, die ihren Fettpölsterchen Paroli bieten wollen, sollen nicht zu kurz kommen. Mit einem 10-Wochen-Plan, bei dem täglich 1300 kcal erlaubt sind, klappt das Abnehmen auch ohne Sport.

10 Wochen

1. Tag

Ihnen stehen alle Möglichkeiten offen, Sie haben die Wahl zwischen sämtlichen Rezepten dieses Buches.

Doch weil die Wahl oft auch eine Qual ist, kommt hier ein 7-Tages-Plan, der Sie gut durch die erste Woche bringt. Aber bereits heute, ab dem ersten Tag gilt: Suchen Sie sich aus allen Genussvorschlägen dieses Ratgebers die aus, auf die Sie gerade Appetit haben – oder für die Sie noch Reste im Kühlschrank verwerten können. Einzige Bedingung: Sie müssen die geplanten 1300 kcal pro Tag einhalten, damit es mit dem Abnehmen klappt.

Muskelaufbau ist wichtig

No Sports, das war das Versprechen und das soll auch gelten. Trotzdem wäre es für den langanhaltenden Abnehmerfolg wichtig, ein wenig den Muskelaufbau anzuregen. Muskeln nutzen Fett als Brennstoff. Je größer die Muskelmasse, desto mehr Fett verbraucht der Körper. Wenn Sie also auf Dauer mehr Fett abbauen wollen, sollten Sie Muskeln aufbauen. Ab morgen lernen Sie jeweils eine kleine Hantelübung kennen, die Sie ohne Mühe täglich mehrfach ausprobieren können. Keine Hanteln im Haus? Gefüllte Wasserflaschen erfüllen den gleichen Zweck.

FRÜHSTÜCK (300 kcal)
Trockenfrüchte-Müsli
Zubereitung: etwa 7 Minuten
50 g Trockenfrüchte-Mischung und
1 TL Walnüsse sehr fein hacken, **50 ml Orangensaft** darübergießen. **1 Apfel** schälen, vom Kerngehäuse befreien und grob raspeln, mit **1 EL Haferflocken** und **1 EL Magermilchquark** unter die Nuss-Früchte-Mischung rühren.

MITTAGESSEN (500 kcal)
Lachs auf Feldsalat
Zubereitung: etwa 15 Minuten
30 g Feldsalat waschen, trocken schwenken, auf einem Teller verteilen.
60 g Cocktailtomaten waschen und vierteln. **5 Zweige Petersilie** waschen, trocken schwenken und fein hacken. **1 Schalotte** schälen, hacken. Dann alles auf den Feldsalat geben.
1 TL Weißweinessig mit **1 TL Walnussöl**, **3 EL Gemüsebrühe** und **1/4 TL mildem Senf** verrühren, mit **Salz** und **Pfeffer** würzen, über den Salat träufeln. **1 Orange** schälen, die weiße Haut mit wegnehmen. Filets aus den Häutchen herausschneiden, über den Salat geben.
100 g Lachs mit **1/4 TL Zitronensaft** beträufeln und mit Salz würzen. In **3 EL Maisgrieß** wenden und in **1 EL Rapsöl** von jeder Seite 3 Minuten braten. Auf dem Feldsalat anrichten.

ZWISCHENMAHLZEIT (100 kcal)
100 g Kräuter-Hüttenkäse

ABENDESSEN (400 kcal)
Pute mit Paprikagemüse
Zubereitung: etwa 45 Minuten
10 g Ingwer schälen, reiben, mit **1 EL Sojasauce, 3 EL trockenem Sherry, 1/2 TL Curry** und **Pfeffer** verrühren.
100 g Putenbrust in Streifen schneiden, in die Marinade legen. Zugedeckt 30 Minuten in den Kühlschrank stellen.
100 g Champignons trocken abreiben, in Streifen schneiden. **1 Lauchzwiebel** putzen, längs einschneiden, waschen, in Ringe schneiden. **1 kleine rote Paprika** halbieren, waschen, von Kernen und weißen Innenhäuten befreien, in kleine Würfel schneiden. Mit der Lauchzwiebel und **75 g tiefgekühlten Erbsen** in **2 EL Rapsöl** 5 Minuten dünsten. Putenstreifen aus der Marinade nehmen. Mit der Marinade das Pfannengemüse ablöschen. Mit **Salz** und **Pfeffer** würzen und warm halten.
Die Putenstreifen trocken tupfen, in **1 TL Rapsöl** anbraten, Pilze zugeben und mit **75 ml Geflügelbrühe** ablöschen.
50 g Frischkäse (0,2 Prozent Fett) unterrühren, salzen und pfeffern. Mit dem Gemüse servieren.

2. Tag

Wer nicht regelmäßig kocht, kann mit diesen einfachen, aber trotzdem raffinierten Rezepten die Lust daran (wieder neu) entdecken.

Und wenn mal die Zeit fehlt oder die Kochlust nachlässt, helfen sogar beim Abnehmen etliche Fertiggerichte. Viele von ihnen sind absolut diätkompatibel. Besonders unter den Dosensuppen, tiefgekühlten Fischgerichten und bei den in Beuteln abgepackten Tiefkühlmenüs können Sie fündig werden. Aber beachten Sie, dass die Kalorienangaben auf der Verpackung sich fast immer auf 100 Gramm beziehen. Zudem darf für Ihr Abnehmprogramm das Fertiggericht weder Reis noch Nudeln oder Kartoffeln als Hauptzutat enthalten.

Ein paar Sidesteps

Im Muskelaufbau-Programm auf Seite 134 finden Sie die Übung »Sidesteps« genau beschrieben. Führen Sie diesen kleinen Übungsschritt etwa 15- bis 20-mal durch, danach die Seite wechseln. Schaffen Sie heute 3 Durchgänge? Es lohnt sich, denn wer abnimmt, kann schnell schlaffe Haut bekommen. Die bei den Sidesteps entstehenden Muskeln aber lassen Arme und Beine wieder straffer werden. Das sieht einfach besser aus.

FRÜHSTÜCK (200 kcal)
Wellness-Müsli
Zubereitung: etwa 7 Minuten
1 EL Walnüsse grob hacken, mit **4 TL kernigen Haferflocken** und **1 TL Mandelstiften** in einer Pfanne ohne Fett goldgelb rösten. **1 große Orange** schälen, in dünne Scheiben schneiden, dabei Kerne entfernen. Alles mit **1/2 TL Honig**, **150 g Magermilch-Joghurt** und **1 EL Rosinen** vermengen. Mit **Zimt** bestreuen.

ZWISCHENMAHLZEIT (100 kcal)
150 g kernlose Trauben

MITTAGESSEN (400 kcal)
Indisches Huhn
Zubereitung: etwa 50 Minuten
8 EL Magermilch-Joghurt mit **4 EL Tomatenpüree** verrühren, mit **Kurkuma**, **Chilipulver** und **Zimt** pikant würzen. **150 g Hähnchenbrust** in dünne Stücke schneiden, mindestens 30 Minuten in die Joghurtmarinade einlegen. Derweil **100 g Kartoffeln** schälen, mit **1 Zweig Rosmarin** 25 Minuten garen. Fleisch aus der Marinade nehmen, trocken tupfen, in **1 TL Olivenöl** dünsten, mit **1 EL Mehl** bestäuben, warm stellen. **1 Schalotte** schälen, fein hacken, in der heißen Pfanne dünsten. **250 g Tomaten** waschen, vom Stielansatz befreien und klein schneiden, zu der Schalotte geben.

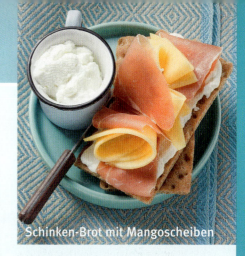

Schinken-Brot mit Mangoscheiben

Mit **5 EL Fleischbrühe** und der Marinade ablöschen, bei geringer Hitze 5 Minuten garen, Fleisch zugeben, erneut aufkochen. **1/4 Bund Petersilie** waschen, trocken schwenken und fein hacken. Kartoffeln in kleine Stücke schneiden, mit der Petersilie unter die Fleisch-Tomaten-Pfanne geben, kurz aufkochen und mit Salz und Pfeffer würzen.

ZWISCHENMAHLZEIT (200 kcal)
1 kleines Stück einfacher Apfelkuchen

ABENDESSEN (400 kcal)
Schinken-Brot mit Mangoscheiben
Zubereitung: etwa 7 Minuten
3 Scheiben dünnes Roggenknäckebrot mit **50 g Magerquark** bestreichen, **3 große hauchdünne Scheiben Schinken** durchschneiden und aufs Brot legen. **1 kleine oder 1/2 reife Mango** schälen, vom Stein trennen, in dicke Scheiben schneiden, auf den Schinken legen. Dazu gibt es **200 ml Orangensaft**.

10 Wochen

3. Tag

Trotz Diät Lust auf Schweinebraten oder Roulade? Wir haben selbst beim Abnehmen die Rezepte dafür.

Diese leichten Gerichte liefern mit höchstens halb so viel Fett 100 Prozent Genuss. Sie glauben das nicht? Dann unbedingt heute ausprobieren! Sahne, Butter oder gar Butterschmalz sind raffinierte Geschmacksträger, weil sie die fettlöslichen Aromen der Kräuter und Gewürze aufnehmen und ohne Umwege an den Gaumen weitergeben. Das schaffen die fettreduzierten Produkte nicht so gut. Also geben wir mehr Kräuter dazu und würzen interessanter. So entstehen reichlich Geschmacksstoffe, die der Gaumen auch ohne kalorienlastige Vermittler wahrnimmt. Ganz ohne Fett soll das Essen nicht sein. Zumal, wenn es die gesunden sind – aus Pflanzenöl, Nüssen und Fisch!

Den Po in Form bringen

Gezielt an Problemzonen abnehmen können Sie nicht. Aber mit den richtigen Übungen lässt sich die Straffheit der Muskeln an bestimmten Körperteilen fördern. Beispielsweise mit der »Schulterbrücke mit Gewicht« von Seite 134. Diese Übung wird 40-mal wiederholt. Und das heute über den Tag verteilt 3-mal. Versuchen Sie's, es zahlt sich aus!

FRÜHSTÜCK (200 kcal)
Trauben-Apfel-Rohkost
Zubereitung: etwa 7 Minuten
1 TL Walnüsse grob hacken, ohne Fett rösten. **50 g kernlose Weintrauben** und **1 großen Apfel** waschen. Trauben halbieren, Apfel vom Kerngehäuse befreien, grob raspeln, unter **150 g Magermilchjoghurt** (0,2 Prozent Fett) geben und mit den Walnüssen bestreuen.

ZWISCHENMAHLZEIT (200 kcal)
200 g Joghurt (0,2 Prozent Fett) mit **2 EL Mandelmus**

MITTAGESSEN (400 kcal)
Schnitzelroulade mit Gemüse
Zubereitung: etwa 40 Minuten
2 kleine, dünne Schnitzel mit **Salz** und **Pfeffer** würzen. **1 kleine Zucchini** waschen, putzen, sehr klein schneiden. **1 kleine Zwiebel** und **1 Knoblauchzehe** schälen und hacken. **1/2 Bund Petersilie** waschen und hacken. **2 dünne Scheiben geräucherten Schinken** fein hacken. Mit dem Gemüse vermengen. Ein Viertel der Mischung mit **1 EL Paniermehl** vermengen, auf die Schnitzel streichen, aufrollen, mit Holzstäbchen feststecken. Rouladen in **1 EL Olivenöl** ringsherum in etwa 8 Minuten anbraten, warm halten. Den Bratensaft mit **300 g Tomatenpüree**, dem Rest der Gemüsemischung und **3 EL Rotwein** ablöschen. In 15 Minuten bei geringer Hitze einkochen. Mit **Salz** und **Pfeffer** würzen. Die Rouladen darin erwärmen, mit dem Gemüse servieren.

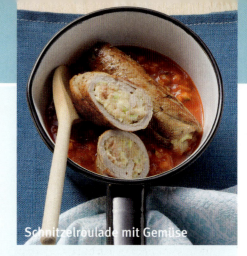
Schnitzelroulade mit Gemüse

ZWISCHENMAHLZEIT (200 kcal)
100 g Honigmelone mit **200 ml Apfelsaft** und **10 g Walnüssen** pürieren.

ABENDESSEN (300 kcal)
Gemüserösti
Zubereitung: etwa 40 Minuten
200 g Gemüse Ihrer Wahl waschen, putzen, raspeln. **1 Knoblauchzehe** schälen, **1/2 Bund Petersilie** waschen, beides fein hacken. **25 g Schafkäse** zerbröckeln, alles vermengen, mit **Salz** würzen, 15 Minuten ziehen lassen, verkneten und ausdrücken. **1 EL Mehl** und **1 Ei** hineinkneten. Blätter von **1 Zweig Thymian** und **Pfeffer** dazugeben. **1 TL Olivenöl** erhitzen, die Mischung esslöffelweise hineingeben, flach drücken und unter Wenden 10 Minuten braten.

4. Tag

An einem Tag zwei, am anderen nur eine Zwischenmahlzeit, das gehört genauso mit zum Prinzip dieses flexiblen Abnehmplans.

Bei 1300 Tageskalorien ist sogar ein Apfelkuchen drin, wenn das Abendessen kleiner ausfällt. Spüren Sie selbst, wie es Ihnen bekommt. Vielleicht geht es Ihnen sogar besser, wenn Sie am Abend nur eine kleine 300-kcal-Mahlzeit genießen. Oder Sie gehören zu den Nachtaktiven, die abends richtig aufleben und dann auch gerne ein größeres Abendessen zu sich nehmen – so wie wir es für diesen 4. Tag vorgesehen haben. Alle anderen dürfen heute schon mal im Buch auf die Suche nach einem geeigneten 300-kcal-Abendessen gehen und sich zudem am Nachmittag ein Stück Apfelkuchen leisten. Das macht sicher gute Laune!

Das hält den Bauch flach

Wer möchte das nicht: einen schön geformten und vor allem flachen Bauch. Auf der Seite 134 finden Sie die Muskelübung »Push-Crunch«, die zwar keinen Waschbrettbauch verspricht, aber den Weg dahin ebnet. Also los: Heute im Verlauf des Tages 3-mal die Übung wie beschrieben je 40-mal durchführen. Das schaffen Sie sicher!

FRÜHSTÜCK (300 kcal)
Blitz-Frühstücksdrink
Zubereitung: etwa 5 Minuten
1 kleine oder 1/2 Mango schälen, Fruchtfleisch vom Kern trennen und mit **300 ml Orangensaft** und **1 TL Walnussöl** pürieren.

ZWISCHENMAHLZEIT (100 kcal)
200 g Balkansalat (Fertiggericht)

MITTAGESSEN (300 kcal)
Champignons mit Thunfisch-Creme
Zubereitung: etwa 30 Minuten
Backofen auf 180 Grad vorheizen.
1 Zweig Basilikum waschen und trocken schwenken. **2 Tomaten** waschen, vom Stielansatz befreien, klein schneiden. Beides mit **130 g Thunfisch** ohne Öl aus der Dose, **1 TL Tomatenmark, 1 TL Zitronensaft, 1 EL Kapern** und **40 g Frischkäse** (0,2 Prozent Fett) pürieren, mit **Salz** und **Pfeffer** würzen.
4 große Champignons säubern, Stiel herausdrehen, das Innere großzügig mit einem Teil der Thunfisch-Creme füllen. Im Backofen 20 Minuten garen.
1 kleine, dünne Scheibe Vollkornbrot rösten, mit der Hälfte der restlichen Creme bestreichen. **3 TL Walnüsse** ohne Fett bräunen und grob hacken. **50 g Rucola** waschen, trocken schwenken. Restliche Thunfisch-Creme mit **50 ml Gemüsebrühe** pürieren, salzen und pfeffern, mit Rucola vermengen, mit Walnüssen bestreuen und zu den gefüllten Pilzen und dem Brot servieren.

ZWISCHENMAHLZEIT (100 kcal)
3 Vollkornkekse

ABENDESSEN (500 kcal)
Fleischtopf mit Aprikosen
Zubereitung: etwa 110 Minuten
120 g Rindfleisch in kleine Würfel schneiden, mit **1 EL Rosinen** für 1 Stunde in **100 ml Rotwein** einlegen.
2 Zwiebeln schälen, hacken und in **1 EL Olivenöl** dünsten. Fleischwürfel trocken tupfen, zu den Zwiebeln geben, kurz anbraten. Rosinen mit der Marinade zugeben. **5 g frischen Ingwer** schälen, sehr fein hacken, mit **Koriander, Zimt, Salz, Pfeffer** und **Nelkenpulver** und **150 ml Gemüsebrühe** zum Fleisch geben. Zugedeckt 30 Minuten schmoren lassen. Derweil **100 ml Gemüsebrühe** aufkochen, **30 g Vollkornreis** zugeben und 30 Minuten im geschlossenen Topf bei geringer Hitze quellen lassen.
120 g Aprikosen halbieren, entkernen, in Spalten schneiden und 5 Minuten vor Ende der Garzeit zum Fleischtopf geben. Mit dem Reis servieren.

10 Wochen

5. Tag

Jeder hat beim Essen so seine Vorlieben und Abneigungen oder auch Unverträglichkeiten, so dass bestimmte Zutaten tabu sind. Alles kein Problem!

Innerhalb der Lebensmittelgruppen von Obst, Gemüse oder magerem Fleisch weichen die Kalorienzahlen nicht so gravierend voneinander ab. Deshalb ist der Austausch von Schweineschnitzel gegen Rouladenfleisch oder Hähnchenbrust erlaubt. Auch Gemüse- beziehungsweise Obstsorten können Sie gegeneinander auswechseln. Wer auf Paprika mit Sodbrennen reagiert, probiert das Rezept mit Tomaten aus, bei einer Apfelallergie weichen Sie auf Melonen aus, oder Sie nehmen Möhren, Petersilienwurzeln oder Pastinaken, wenn Ihnen Sellerie nicht schmeckt. Einzige Ausnahmen: Oliven und Avocados liefern zu viel Fett, Bananen reichlich Zucker. Diese 3 sind daher als Austauschpartner disqualifiziert.

Arm-Lift für Brust und Rücken

Gerade gehen, aufrecht sitzen – dazu brauchen wir gute Brust- und vor allem Rückenmuskeln. Deshalb gibt es heute den »Arm-Lift« (Seite 135). 40-mal durchführen und das 3-mal am Tag. Damit stärken Sie sich den Rücken und heben stolz die Brust.

FRÜHSTÜCK (300 kcal)
Rotes Beeren-Müsli
Zubereitung: etwa 7 Minuten
100 g Erdbeeren oder **Himbeeren**, frische Beeren waschen, putzen, größere klein schneiden. Tiefgekühlte Beeren in einem Topf bei geringster Hitze auftauen lassen. **1 Mandarine** schälen, klein schneiden. Mit Beeren, **1 TL Honig, 50 g kernigen Haferflocken** und **100 ml Magermilch** verrühren und servieren.

ZWISCHENMAHLZEIT (100 kcal)
200 g Ananas

MITTAGESSEN (400 kcal)
Kichererbsensuppe
Zubereitung: 35 Minuten plus Einweichzeit
60 g getrocknete Kichererbsen 24 Stunden in Wasser einweichen. **100 g Sellerieknolle** schälen, **1 kleine Paprikaschote** halbieren, waschen, von Kernen und Innenhäuten befreien, Gemüse in dünne Streifen schneiden. **1 Frühlingszwiebel** klein schneiden. **2 Scheiben geräucherten Schinken** in Würfel schneiden. Kichererbsen abtropfen lassen. Schinken und Frühlingszwiebel in **1 TL Olivenöl** dünsten, **1 EL Tomatenmark** und die Kichererbsen unterrühren, mit **250 ml Gemüsebrühe** ablöschen, 15 Minuten bei geringer Hitze garen. Sellerie- und

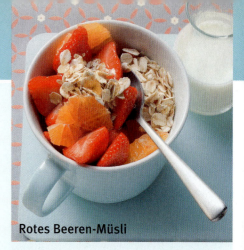
Rotes Beeren-Müsli

Paprikastreifen zugeben, weitere 10 Minuten garen. Mit Salz und Pfeffer würzen. **1/4 Bund Basilikum** waschen, gehackt dazugeben und servieren.

ZWISCHENMAHLZEIT (100 kcal)
200 ml Orangensaft

ABENDESSEN (400 kcal)
Sommersalat
Zubereitung: etwa 7 Minuten
1 Scheibe altbackenes Toastbrot in Würfel schneiden. **1 Zwiebel** schälen und hacken. **2 Tomaten, 1/2 kleine Salatgurke, 1 gelbe Paprikaschote** waschen, Stielansatz der Tomate sowie Kerne und weiße Innenhäute der Paprika herausschneiden. Das Gemüse würfeln, mit der Zwiebel, **1 TL Essig, Salz, Pfeffer** und **1 TL Olivenöl** verrühren. **1/2 Dose Thunfisch** ohne Öl abtropfen lassen, mit **1/2 TL Kapern** in den Salat geben. Brotwürfel zugeben. Dazu können Sie **200 ml Apfelsaft** genießen.

6. Tag

Noch kein Erfolg auf der Waage? Nun, beim 10-Wochen-Programm können Sie rein rechnerisch bis zum 6. Tag auch nur rund 400 Gramm abgespeckt haben.

Solche Mini-Erfolge fallen im natürlichen Auf und Ab des täglichen Gewichtsverlaufes gar nicht auf. Viel wichtiger ist also die Frage: Wie fühlen Sie sich? Kommen Sie mit den neuen Rezepten klar? Oft funktioniert der Darm besser, Blähungen, Verstopfung, Sodbrennen bleiben aus. Und schon nehmen viele anstandslos in Kauf, dass die Kartoffel-, Nudel- oder Reis-Portionen kleiner ausfallen. Und sie vermissen auch nicht sehnsüchtig Butter, Sahne oder das Frühstücksei! Zumal dank der großen Gemüse- und Obstportionen niemals der Magen knurrt. So hält man die Diät problemlos viele Wochen durch.

Rudern für die Schultern

Heute kümmern Sie sich um Ihre Schultern, indem Sie kräftig rudern. Dazu brauchen Sie weder ein Ruderboot noch einen See in der Nähe. Einfach die Hanteln gepackt und wie auf Seite 135 beschrieben aufrecht gerudert. Wie üblich: 3 Durchgänge am Tag zu je 40 Wiederholungen, dann wirkt es.

FRÜHSTÜCK (300 kcal)
Schinkenknäcke mit Kräuterquark
Zubereitung: etwa 5 Minuten
1/4 Bund Basilikum hacken und unter **75 g Magerquark** rühren. **3 TL Tomatenmark** auf **3 Scheiben dünnes Roggenknäckebrot** streichen, **100 g mageren geräucherten Schinken** in Scheiben darauf verteilen, mit Basilikumquark bestreichen. Mit **1/2 kleinen Gurke** in Scheiben garnieren und servieren.

ZWISCHENMAHLZEIT (100 kcal)
300 ml Möhrensaft

MITTAGESSEN (500 kcal)
Zucchini mit Vollkornreis
Zubereitung: etwa 75 Minuten
30 g Vollkornreis in **100 ml Gemüsebrühe** geben, zugedeckt bei geringer Hitze 35 Minuten quellen lassen.
1 Zucchini waschen, der Länge nach halbieren, mit einem Teelöffel aushöhlen und etwas salzen.
Backofen auf 200 Grad vorheizen.
100 g Gewürzgurken klein schneiden.
1 Knoblauchzehe schälen und hacken, **1/4 Bund Dill** waschen, von dicken Stängeln befreien und fein hacken. **1 EL Walnüsse** hacken, mit der Hälfte des Dills, **50 g Frischkäse** (0,2 Prozent Fett), dem abgetropften Reis, Gurke, Knoblauch, **Salz, Pfeffer, 1 Ei** und **1 EL Paniermehl**

verkneten. Die Zucchinihälften mit dieser Reismasse füllen.
Auflaufform einfetten und die Hälften nebeneinander hineinlegen. Im Ofen etwa 30 Minuten garen.
Saft von **1/2 Zitrone, 50 g Magermilch-Joghurt,** Salz und restlichen Dill verrühren, auf die heißen Zucchini geben. Mit **200 ml Apfelsaft** genießen.

ABENDESSEN (400 kcal)
Brokkoli-Lachs-Auflauf
Zubereitung: etwa 70 Minuten
100 g Lachsfilet entgräten, in mundgerechte Stücke schneiden. Mit **1 TL mildem Currypulver, 3 TL Zitronensaft** und wenig **Salz** würzen, zugedeckt für etwa 20 Minuten ziehen lassen.
Backofen auf 200 Grad vorheizen. **1 kleinen Brokkoli** in kleine Röschen teilen, in kochendem Salzwasser 3 Minuten bissfest garen, abschrecken.
1 Knoblauchzehe schälen, fein hacken und mit Brokkoli, **100 g Frischkäse** (0,2 Prozent Fett) und **1 Ei** verrühren. Mit Salz und **Pfeffer** würzen. Lachs mit dem Sud in eine gefettete Auflaufform geben, Brokkolimasse darüber geben. 40 Minuten im Ofen backen und servieren.

10 Wochen

7. Tag

Bevor Sie heute mit dem Frühstück starten, überlegen Sie genau, was Ihnen in der letzten Woche besonders gut getan hat.

Ein bestimmtes Rezept, eine Veränderung in Ihren Ernährungsgewohnheiten, die größere Konzentration auf die Auswahl der Lebensmittel ... oder sogar das kleine Krafttraining? Es kann vieles sein. Nutzen Sie jeweils den letzten Tag Ihrer 10 Abnehmwochen dazu, sich die positiven Seiten zu verdeutlichen – und vielleicht sogar aufzuschreiben – die das Schlankprogramm für Sie bietet. Und sei es nur, dass Sie auch heute wieder 3 völlig neue Rezepte kennenlernen, von denen Sie das beste in Ihr persönliches Repertoire aufnehmen können.

Ran an den Bauch

Bei der letzten Muskelübung geht es nochmal um die Problemzone Nummer 1: den Bauch. Der »Doppel-Crunch« (Seite 135) hat es in sich, deshalb sollten Sie ihn besonders sorgfältig durchführen. 40 Wiederholungen und zwischendurch eine Pause. Das Ganze 3-mal – und Sie merken, wie Ihr Bauch sich strafft.

FRÜHSTÜCK (200 kcal)

Hüttenkäse mit Tomaten

Zubereitung: etwa 5 Minuten
75 g mageren Hüttenkäse mit **3 TL Ajvar** verrühren. **1 kleine Gewürzgurke** klein schneiden. **2 Cocktailtomaten** waschen und achteln. Mit den Gurkenstückchen unter den Hüttenkäse rühren, mit **Salz** und **Pfeffer** würzen und dick auf 3 dünne Scheiben Roggenknäckebrot streichen. Mit **1 EL Mandelblättchen** bestreuen.

MITTAGESSEN (400 kcal)

Fenchel im Tomatenbett

Zubereitung: etwa 50 Minuten
1 kleine Fenchelknolle längs halbieren, die äußeren Schalen und harten Stiele entfernen. Fenchelgrün zur Seite legen. **1/2 unbehandelte Zitrone** abreiben und auspressen. 1/2 Liter Wasser mit Zitronensaft und -schale aufkochen, Fenchelhälften darin 20 Minuten garen. Backofen auf 200 Grad vorheizen.
150 g geschälte Tomaten aus der Dose abtropfen lassen, grob zerteilen und in eine Auflaufform geben. Fenchelhälften darauf legen, mit 150 ml Garflüssigkeit beträufeln, mit **Salz** und **Pfeffer** würzen. **1/4 Bund glatte Petersilie**, Fenchelgrün, **1 Frühlingszwiebel** und **1 Knoblauchzehe** fein hacken, in **1 TL Olivenöl** erhitzen. **2 EL Semmelbrösel** darin rösten. Kurz abkühlen lassen und **20 g frisch geriebe-**

nen **Parmesan** unterrühren. Über den Fenchel geben, 20 Minuten im Ofen backen. Dazu **200 ml Orangensaft**.

ZWISCHENMAHLZEIT (200 kcal)

1 kleines Stück altdeutscher Käsekuchen

ABENDESSEN (500 kcal)

Bohnensalat mit Schinken

Zubereitung: etwa 40 Minuten
1 Scheibe Toastbrot in Würfel schneiden und in einer Pfanne ohne Fett goldbraun rösten. **250 g grüne Bohnen** putzen. **1 Zweig Bohnenkraut** waschen, von Stängeln befreien und fein schneiden. Beides in leicht gesalzenem Wasser 15 Minuten garen, abgießen, abschrecken. Zugedeckt beiseite stellen.
1 TL Mehl in **1 EL Rapsöl** unter Rühren anrösten, mit **75 ml fettarmer Milch** ablöschen und unter Rühren zum Kochen bringen. Etwas köcheln lassen, mit **Salz, Pfeffer** und **Muskat** würzen. Bohnen in die Sauce geben, abkühlen lassen. **100 g Lachsschinken** in feine Streifen schneiden und unter die Bohnen mischen, weitere 15 Minuten durchziehen lassen. Mit den vorbereiteten Toastbrotwürfeln bestreuen und servieren. Dazu genießen Sie **200 ml Apfelsaft**.

Wie geht's weiter?

Gut, dass Sie sich gleich 10 Wochen lang auf ein entspanntes Abnehmprogramm einlassen. Sie müssen nur etwas mehr Geduld mitbringen, bevor sich die ersten in Pfund und Kilogramm messbaren Erfolge zeigen.

Je länger die Diät dauert, je länger Sie sich fett- und kohlenhydratbewusst ernähren, desto stärker nehmen Sie diese Prinzipien in Ihre eigenen Ernährungsgewohnheiten mit auf. Sie werden quasi zu Ihrer zweiten Natur, was Ihnen später nützen wird. In den nächsten Wochen können Sie aus allen Rezepten des Buches Ihren Tagesplan in verschiedenster Weise zusammenstellen. 1300 kcal pro Tag – das bietet eine Vielzahl von Möglichkeiten, die Sie nur zum Teil in der ersten Woche kennen lernen konnten.

Nutzen Sie die 10 Abnehmwochen, um möglichst viele verschiedene Rezepte auszuprobieren und auch, um einige Ihrer »alten« Rezepte so umzubauen, dass sie ebenfalls ohne viel Fett und große Kartoffel-, Reis- oder Nudelmengen auskommen. So bereiten Sie sich bestens auf ein Leben mit Wunschgewicht und mehr Fitness vor.

Muskeltraining contra Jojo-Effekt

Muskeln verbrennen Fett, selbst wenn der Körper sie gar nicht aktiv nutzt. Je mehr Muskeln, desto geringer die Gefahr, dass das Gewicht ansteigt. Um den Abnehmerfolg zu sichern und der gefürchteten Gewichtszunahme nach der Diät Paroli zu bieten, brauchen Sie also mehr Muskeln. Deshalb der dringende Rat gerade an jeden, der keinen Sport mag: Versuchen Sie, sich mit den Muskelübungen der ersten Woche anzufreunden. Alle zusammen bilden eine super Trainingseinheit für Ihren Körper. Üben Sie einfach so weiter. Damit Sie nach den 10 Wochen nicht nur schlanker, sondern auch straffer und schöner sind!

Und nach der Diät?

Nach 10 Wochen – das sind 70 Tage! – werden Sie wahrscheinlich ganz selbstverständlich so weiteressen wie während der Diät-Zeit. Und vielleicht haben Sie derweil auch das kleine Sportprogramm lieb gewonnen. Damit sichern Sie sich Ihren Abnehmerfolg auf lange Zeit und können dann kaum noch zurückfallen.

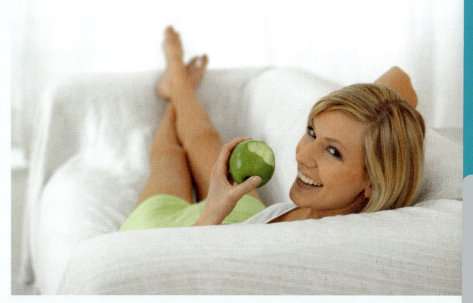

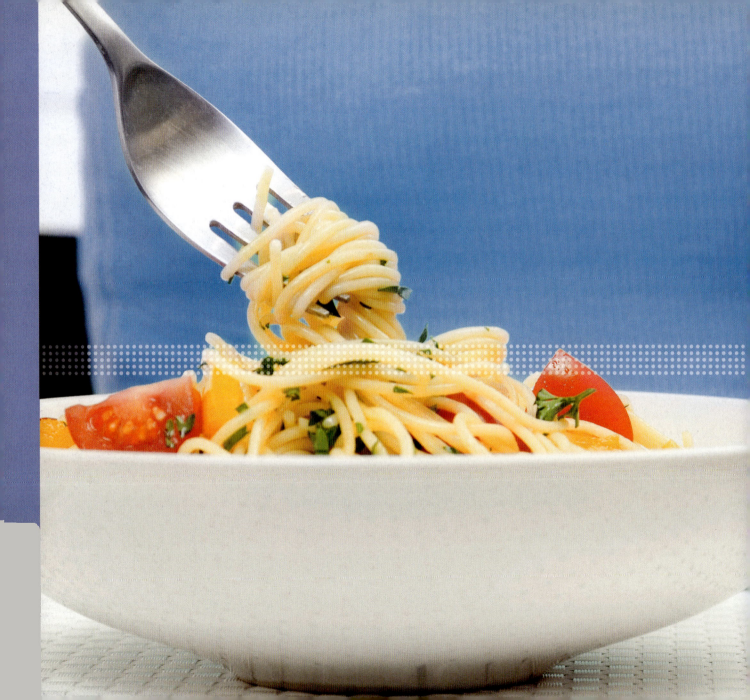

Rezepte zum Kombinieren

Leckere Gerichte für Ihre Diät

Aus den folgenden Rezepten können Sie frei wählen, um sich Ihre Tages-rationen so zusammenzustellen, wie Sie es am liebsten mögen. Es gibt Frühstücksangebote für 200 und für 300 kcal, Hauptmahlzeiten für 300, 400 und 500 kcal. Ganz gleich, für welches Programm Sie sich entschieden haben: Hier finden Sie ausreichend Vorschläge für die passenden Gerichte – wohlschmeckend, abwechslungsreich und so richtig gesund.

Rezepte

Frühstück
200 kcal

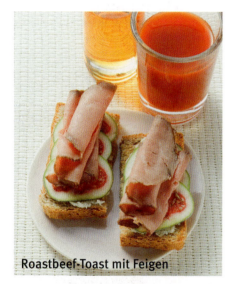
Roastbeef-Toast mit Feigen

Roastbeef-Toast mit Feigen

1 Scheibe Toastbrot
1 reife Feige
1/2 TL Meerrettich aus dem Glas
2 dünne Scheiben Roastbeef
200 ml Gemüsesaft
Walnussöl

Brotscheibe rösten, Feige waschen und schälen. Toast ganz dünn mit Meerrettich bestreichen und dicht mit Feigenscheiben belegen. Die Roastbeefscheiben einrollen und auf den Toast legen.
Dazu den Gemüsesaft gemixt mit ein paar Tropfen Walnussöl trinken

Zubereitung: etwa 5 Minuten

Brombeer-Toast

100 g TK-Brombeeren
100 g magerer Hüttenkäse
1 TL Honig
Nelkenpulver
1 Scheibe Toastbrot

Beeren in einem Topf auftauen lassen, mit dem Hüttenkäse verrühren, mit Honig und Nelkenpulver würzen.
Brotscheibe toasten, mit einem Teil des Brombeer-Hüttenkäses großzügig bestreichen, den Rest der Mischung können Sie dazu essen.

Zubereitung: etwa 5 Minuten

Birnen-Brote

20 g Frischkäse (0,2 Prozent Fett)
1/2 TL Mohn
2 dünne Scheiben Roggenknäckebrot
1 große reife Birne

Frischkäse und Mohn verrühren und auf die Knäckebrotscheiben streichen. Birne schälen, halbieren, vom Kerngehäuse befreien und in dicke Streifen schneiden. Die Streifen einer Birnenhälfte dachziegelartig übereinander auf je eine Brotscheibe legen und servieren.

Zubereitung: etwa 5 Minuten

Frühstück
300 kcal

Hirse-Müsli

2 EL Hirseflocken
1 EL Mandelblättchen
1 Apfel
20 g Rosinen
100 g Magermilch-Joghurt
1 TL Honig
Zimt

Hirseflocken und Mandelblättchen ohne Fett in einer Pfanne kurz rösten. Apfel schälen, vom Kerngehäuse befreien und grob reiben. Alles mit Rosinen, Joghurt und Honig vermengen und auf einen Teller geben. Mit Zimt würzen.

Zubereitung: etwa 5 Minuten

Frühstück 300 kcal

Kokos-Apfel-Müsli

3 EL Haferflocken
1 EL Kokosflocken
1 Apfel
150 ml Magermilch
Zimt

Haferflocken und Kokosflocken in einer Pfanne ohne Fett vorsichtig goldgelb werden lassen.
Apfel waschen, halbieren, vom Kerngehäuse befreien und grob raspeln, mit den gerösteten Flocken vermengen und die Milch unterrühren. Mit ein wenig Zimt bestreut servieren.

Zubereitung: etwa 5 Minuten

Birnen-Papaya-Müsli

1 große Birne
1/2 reife Papaya
4 EL Haferflocken
1 EL Walnusskerne

Birne schälen, halbieren, vom Kerngehäuse befreien. Papayahälfte mit einem Esslöffel von den Kernen befreien und Fruchtfleisch aus der Schale trennen. Mit der Birne grob pürieren und mit den Haferflocken verrühren. Walnusskerne grob hacken und über das Müsli geben.

Zubereitung: etwa 5 Minuten

Exotischer Morgengruß

1 Feige
1/2 Mango
1 Kiwi
50 ml Orangensaft
1 EL Walnüsse
1 EL kernige Haferflocken
1 EL Leinsamen

Die Feige waschen, das Mangofruchtfleisch vom Stein trennen und herausschälen, die Kiwi schälen. Die Früchte in dünne Scheiben schneiden und im Orangensaft kurz ziehen lassen.
Walnüsse mit Haferflocken in einer Pfanne ohne Fett rösten, mit dem Leinsamen zu den Früchten geben.

Zubereitung: etwa 5 Minuten

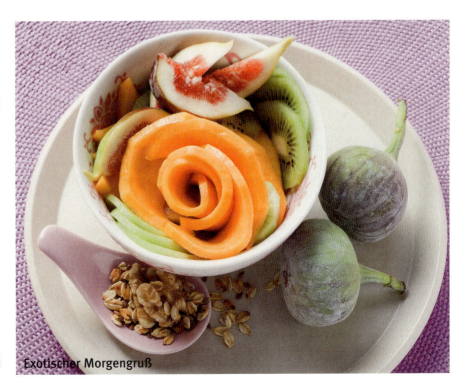

Exotischer Morgengruß

Rezepte

Hauptmahlzeiten

300 kcal

Kopfsalat mit Avocadosauce

50 g Lachsschinken
30 g Mungobohnen-Sprossen
1/2 reife Avocado
1 EL Zitronensaft
1 EL Apfelessig
50 ml Gemüsebrühe
Zucker
Salz, Pfeffer
1/2 kleiner Kopfsalat

Lachsschinken in Streifen schneiden. Mungobohnen-Sprossen sorgfältig waschen, gut abtropfen lassen. Avocado vom Stein befreien und das Fruchtfleisch aus der Schale lösen, zur Hälfte in Würfel schneiden und mit dem Zitronensaft verrühren.
Das restliche Avocadofleisch sofort mit Essig, Brühe und einer Prise Zucker pürieren, mit Salz und Pfeffer würzen. Kopfsalat waschen, trocken schwenken und in mundgerechte Stücke zerpflücken, mit Lachsschinken, Avocadowürfeln und der Sauce vermengen.

Zubereitung: etwa 7 Minuten

Hähnchenbrust-Salat mit Currysauce

30 g Feldsalat
150 g Hähnchenbrustfilet
1 TL Rapsöl
Salz, Pfeffer
50 g Magermilch-Joghurt
1 EL Salatcreme
1/2 TL Zitronensaft
mildes Currypulver
2 Mandarinen
10 Schnittlauchhalme

Feldsalat verlesen, gründlich waschen und trocken schwenken.
Filet im heißen Öl von beiden Seiten 4 Minuten braten, je nach Geschmack mit Salz und Pfeffer bestreuen.
Joghurt mit Salatcreme verrühren, mit Salz, Pfeffer, Zitronensaft und Curry würzen. Mandarinen schälen, in Scheiben schneiden, Kerne entfernen. Schnittlauch waschen, trocken schwenken und in Röllchen schneiden. Fleisch in Streifen schneiden und mit dem Feldsalat vermengen.
Die Sauce darüber geben, mit Mandarinenscheiben und Schnittlauch garnieren.

Zubereitung: etwa 15 Minuten

Linsengemüse

1 kleine Möhre
1 Lauchzwiebel
1 kleine Stange Staudensellerie
50 g rote Linsen
1 TL Rapsöl
100 ml Gemüsebrühe
1 TL Apfelessig
1 TL Currypulver
Salz, Pfeffer
50 g Putenbrust-Aufschnitt

Möhre schälen und in feine Würfel schneiden. Lauchzwiebel putzen und in Ringe schneiden. Staudensellerie waschen und in sehr dünne Scheiben schneiden. Linsen in heißem Öl unter Rühren bei hoher Hitze kurz dünsten. Das Gemüse kurz mitdünsten und mit der Gemüsebrühe ablöschen. Bei geringer Hitze im geschlossenen Topf 15 Minuten garen, weitere 3 Minuten offen kochen lassen. Essig und Currypulver verrühren, unter das Gemüse geben, mit Salz, Pfeffer und Curry nochmals abschmecken. Aufschnitt in kurze Streifen schneiden, zum Gemüse geben.

Zubereitung: etwa 30 Minuten

Hauptmahlzeiten 300 kcal

Paprikasuppe

1 rote Paprikaschote
1 kleine Zwiebel
1 TL Olivenöl
1/4 TL gemahlener Kreuzkümmel
200 ml Gemüsebrühe
Salz
Rosenpaprika
mildes Chilipulver
1 TL Kapern
75 g Ajvar
75 g Frischkäse (0,2 Prozent Fett)
3 dünne Scheiben Roggenknäckebrot

Paprikaschote halbieren, waschen, Kerne und weiße Innenhäute entfernen. Paprikahälften in kleine Stücke schneiden. Zwiebel schälen, sehr fein hacken und in heißem Öl dünsten. Aus der Pfanne nehmen. Paprikastücke und Kreuzkümmel kurz in der noch heißen Pfanne anbraten. Mit der Brühe ablöschen, aufkochen lassen, bei geringer Hitze etwa 5 Minuten einkochen lassen. Alles mit den Zwiebeln pürieren, mit Salz, Rosenpaprika und Chilipulver würzen. Kapern mit der Gabel zerdrücken, mit Ajvar und Frischkäse verrühren, salzen und pfeffern. Zwei Drittel auf die Knäckebrotscheiben streichen. Restliche Frischkäsemasse am Schluss auf die Suppe geben. Das Knäckebrot dazu servieren.

Zubereitung: etwa 15 Minuten

Gurkensalat mit Austernpilzen

1/4 Bund Schnittlauch
1 EL Apfelessig
1 TL süßer Senf
1 EL Traubenkernöl
1 EL flüssige Gemüsebrühe
Salz, Pfeffer
250 g Austernpilze
200 g Gurke
75 g Magerquark
3 dünne Scheiben Roggenknäckebrot

Schnittlauch waschen, trocken schwenken und fein hacken, zur Hälfte mit Essig, Senf, Öl und Brühe verrühren, mit Salz und Pfeffer würzen.

Austernpilze trocken abreiben, Stielenden abschneiden, die Pilze in feine Streifen schneiden. 3/4 der Pilze auf einem Teller anrichten. Gurke waschen und in dünne Scheiben schneiden. 5 Minuten in der Salatsauce marinieren, dann mit dieser zu den Pilzen geben.
Restliche Pilzstreifen noch kleiner schneiden, mit Quark und restlichem Schnittlauch verrühren, mit Salz und Pfeffer würzen. Sehr großzügig auf die Knäckebrotscheiben streichen und zusammen mit dem Salat servieren.

Zubereitung: etwa 15 Minuten

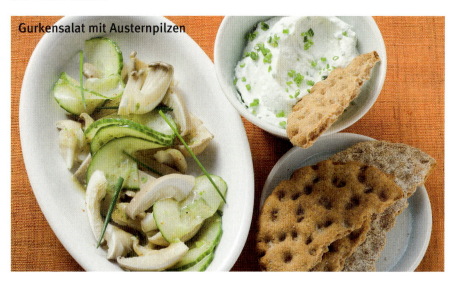
Gurkensalat mit Austernpilzen

Rezepte

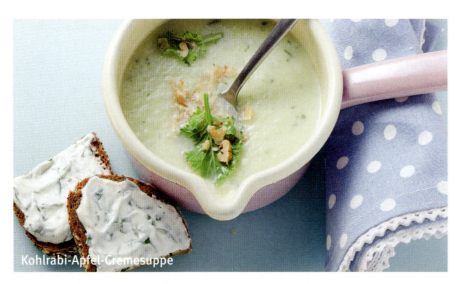
Kohlrabi-Apfel-Cremesuppe

Kohlrabi-Apfel-Cremesuppe

100 g Kohlrabi
1 kleine Kartoffel
10 g Ingwer
1/2 Apfel
1 kleine Zwiebel
200 ml flüssige Gemüsebrühe
75 g Frischkäse (0,2 Prozent Fett)
5 Stängel Petersilie
Salz, Pfeffer
3 TL Walnüsse
1 kleine Scheibe Vollkornbrot

Kohlrabi, Kartoffel und Ingwer schälen und klein schneiden. Apfel schälen, vom Kerngehäuse befreien, ebenfalls klein schneiden. Zwiebel schälen und sehr fein hacken. Alles zusammen in der Brühe 20 Minuten dünsten. Mit 50 g Frischkäse und der Brühe pürieren, nochmals erhitzen. Petersilie waschen, trocken schwenken, Blätter hacken, ein Drittel zur Suppe geben, mit Salz und Pfeffer würzen. Walnüsse ohne Fett kurz anrösten, grob hacken und über die Suppe streuen. Restliche Petersilie mit 25 g Frischkäse verrühren, auf das Vollkornbrot streichen und zur Suppe servieren.

Zubereitung: etwa 30 Minuten

Gurkensuppe

250 g Gurke
100 g Kartoffeln
1 kleine Zwiebel
1 TL Rapsöl
250 ml Gemüsebrühe
1 Scheibe Schinken
1/2 Bund Dill
Salz, Pfeffer
50 g Magerquark
2 Scheiben dünnes Roggenknäckebrot

Gurke waschen, schälen, längs halbieren und mit einem Löffel die Kerne herausschaben. Gurke in schmale Scheiben schneiden, ein Drittel zurücklegen. Kartoffeln und Zwiebel schälen und fein würfeln. Mit 2/3 der Gurkenscheiben in heißem Öl 3 Minuten dünsten, mit Brühe ablöschen und 15 Minuten bei geringer Hitze garen. Schinken in kleine Würfel schneiden. Dill waschen, trocken schwenken, von den dicken Stängeln befreien und schneiden. Suppe pürieren, erneut aufkochen. Zurückgelegte Gurkenscheiben und Schinkenwürfel darin kurz mit erhitzen, mit der Hälfte des Dills, Salz und Pfeffer würzen. Restlichen Dill unter den Quark rühren, auf die Knäckebrotscheiben streichen, salzen und pfeffern. Zur Suppe servieren.

Zubereitung: etwa 25 Minuten

Hauptmahlzeiten 300 kcal

Puten-Sellerie-Salat

75 g Putenbrust
Salz
1 EL Sojasauce
3 EL Traubensaft
1 TL Zitronensaft
1 EL Walnusskerne
1 Scheibe Toastbrot
1 Stange Staudensellerie
100 g Frischkäse (0,2 Prozent Fett)
Pfeffer
Zucker

Fleisch in dünne Streifen schneiden und in Salzwasser etwa 3 Minuten garen. Dann für eine Stunde in Sojasauce, Trauben- und Zitronensaft einlegen.
Derweil Walnüsse klein hacken und ohne Fett in einer Pfanne anbräunen. Toastbrot rösten. Staudensellerie waschen, putzen und in dünne Scheiben schneiden.
Fleisch aus der Marinade nehmen und mit Küchenpapier abtupfen. Die Marinade mit Frischkäse verrühren, mit Salz, Pfeffer und etwas Zucker würzen. Staudensellerie und Geflügelstreifen mit der Hälfte der Frischkäsecreme verrühren und mit Walnüssen bestreuen. Toastbrot mit der restlichen Creme bestreichen und zusammen mit dem Salat servieren.

Zubereitung: etwa 75 Minuten

Chicorée-Champignon-Salat mit Orangenfilets

1 großer Chicorée
2 Orangen
100 g Champignons
1 rote Zwiebel
1 TL Pinienkerne
1 Limette
50 g Aprikosenkonfitüre
1 TL Walnussöl
1 TL heller Aceto balsamico
2 EL Orangensaft
Salz, Pfeffer

Chicorée waschen, halbieren und den Strunk herausschneiden. Chicorée in Streifen schneiden. Orangen schälen, dabei die helle Innenhaut vollständig entfernen und die Filets aus den feinen Trennhäuten herausschneiden. Champignons putzen, von den Stielenden befreien und in Scheiben schneiden. Zwiebel schälen und in feine Ringe schneiden. Alles locker vermengen.
Pinienkerne in einer Pfanne ohne Öl kurz bräunen. Limette auspressen, Saft mit Konfitüre, Öl, Aceto und Orangensaft verrühren, mit Salz und Pfeffer würzen. Das Dressing über den Salat geben und die Pinienkerne darüberstreuen.

Zubereitung: etwa 10 Minuten

Cremiges Rosenkohl-Gemüse mit Schinkenstreifen

150 g Rosenkohl
100 ml Gemüsebrühe
1 kleine Birne
1/2 TL Zitronensaft
1 TL Walnüsse
100 g gekochter Schinken
50 g Kräuter-Frischkäse (5 Prozent Fett)
Salz, Pfeffer
Muskat

Rosenkohl waschen, putzen, in dünne Scheiben schneiden. In der Brühe zugedeckt etwa 5 Minuten dämpfen.
Die Birne schälen, vierteln, vom Kerngehäuse befreien, in kleine Würfel schneiden und mit Zitronensaft beträufeln. Zum gedämpften Rosenkohl geben und 2 Minuten unter Rühren mitgaren.
Walnüsse grob hacken, kurz in einer Pfanne ohne Fett bräunen. Schinken in Streifen schneiden, mit Frischkäse und etwas Kochsud vom Rosenkohl-Gemüse cremig rühren. Anschließend mit Salz, Pfeffer und Muskat würzen. Zum Schluss zum Rosenkohl geben, kurz erhitzen und mit den Walnüssen bestreut servieren.

Zubereitung: etwa 15 Minuten

Rezepte

Rezepte

Hähnchen-Bohnen-Pfanne

1 Frühlingszwiebel
150 g grüne Bohnen
100 g Champignons
100 g Hähnchenbrust
1/4 TL Stärkemehl
Salz
1 TL Rapsöl
10 g frischer Ingwer
1/2 TL Zucker
30 g Mungobohnen-Sprossen
1 TL Mandelblättchen
1 TL Sojasauce

Frühlingszwiebel putzen, die dunklen Enden abschneiden, den Rest in feine Streifen schneiden. Bohnen waschen und putzen, größere halbieren. Champignons trocken abreiben, Stielenden abschneiden und die Pilze je nach Größe vierteln oder halbieren. Hähnchenbrust in kleine Stücke schneiden. Stärkemehl mit wenig Wasser anrühren, mit etwas Salz unter die Fleischstücke geben. In einer großen Pfanne mit Deckel das Fleisch im heißem Öl kurz anbraten, herausnehmen und warm stellen. Im verbleibenden Fett Frühlingszwiebeln anbraten, Bohnen und Champignons zugeben und unter ständigem Rühren 5 Minuten bei mittlerer Hitze garen. Ingwer schälen und fein hacken. Mit dem Zucker zur Bohnen-Pilz-Pfanne geben, weitere 10 Minuten bei mittlerer Hitze garen. Fleisch unterrühren, die

Sprossen obenauf legen, Pfanne zudecken. Derweil Mandelblättchen in einer Pfanne ohne Fett goldgelb rösten, zur Bohnen-Pfanne geben, mit Sojasauce nochmals abschmecken.

Zubereitung: etwa 30 Minuten

Berglinsen-Möhren-Salat

50 g Berglinsen
100 ml Gemüsebrühe
1 große Möhre
50 g Rucola
1 EL Walnussöl
1 TL Apfelessig
Salz, Pfeffer

Linsen über Nacht einweichen, das Einweichwasser danach weggießen. Die Linsen in der Brühe bei mittlerer Hitze 20 Minuten garen. Brühe nicht weggießen.
Möhre schälen und grob raspeln. Rucola verlesen, waschen, putzen und von härteren Stängeln befreien. Mit den Möhren und den gegarten Berglinsen vermengen. Öl und Essig mit 2 EL heißer Brühe, in der die Linsen gegart wurden, vermischen und über den Salat geben. Mit Salz und Pfeffer würzen.

Zubereitung: etwa 30 Minuten
plus Einweichzeit

Bunter Gartensalat

2 Tomaten
1 kleiner Kohlrabi
1 Frühlingszwiebel
5 Radieschen
1/2 Bund Petersilie
1 TL Aceto balsamico
1 EL Walnussöl
2 EL Apfelsaft
Salz, Pfeffer
1 TL Tomatenmark
30 g Magerquark
3 Scheiben dünnes Roggenknäckebrot

Die Tomaten waschen, von den Stielansätzen befreien und eine Tomate in kleine Würfel, die andere in größere Würfel schneiden. Den Kohlrabi schälen und ebenfalls würfeln. Die Frühlingszwiebel putzen, die dunkelgrünen Blattenden abschneiden und den Rest in feine Scheiben schneiden. Die Radieschen waschen, putzen und ebenfalls in dünne Scheiben schneiden. Petersilie waschen, trocken schwenken und grob hacken. Dann alles Gemüse – mit Ausnahme der kleinen Tomatenwürfel – gut vermengen.
Aus Öl, Aceto und Apfelsaft ein Dressing anrühren, mit Salz und Pfeffer würzen, über den Salat geben.
Tomatenmark, Quark und die kleinen Tomatenwürfel gründlich verrühren, mit Salz und Pfeffer würzen und auf die Knä-

Hauptmahlzeiten 300 kcal

ckebrotscheiben streichen. Zusammen mit dem Salat servieren.

Zubereitung: etwa 7 Minuten

Kohlrabi mit Zitronen-Hähnchen

250 g Kohlrabi
150 ml Gemüsebrühe
Salz, Pfeffer
Muskat
75 g Frischkäse (0,2 Prozent Fett)
1/4 Bund Estragon
1 Hähnchenbrustfilet (150 g)
1 TL Olivenöl
1 TL Zitronensaft

Kohlrabi schälen, in Stifte schneiden, in der heißen Brühe zugedeckt etwa 10 Minuten bei geringer Hitze garen. Mit Salz, Pfeffer und Muskat würzen, Frischkäse unterrühren, offen etwa 5 Minuten bei geringer Hitze ziehen lassen. Estragon waschen, Blätter fein hacken und einrühren. Hähnchenbrustfilet im heißen Öl von allen Seiten kurz anbraten, mit Zitronensaft, Salz und Pfeffer würzen und mit dem Kohlrabi zusammen servieren.

Zubereitung: etwa 20 Minuten

Pfirsich-Puten-Spieße mit Paprika

120 g Putenfleisch
1 große Paprika
1 Pfirsich
1 TL Rapsöl
1 1/2 TL Sojasauce
1/2 TL Ingwerpulver
3 EL Orangensaft
3 EL Brühe
1 TL Honig
1 TL Chilipulver
Salz

Fleisch in große Würfel schneiden. Paprika halbieren, waschen, von Kernen und weißen Innenhäuten befreien und in große Würfel schneiden. Pfirsich waschen, halbieren, vom Kern befreien. Die eine Hälfte in Schnitze schneiden. Putenfleisch- und Paprikawürfel abwechselnd mit Pfirsichschnitzen auf 3 Spieße stecken.
Rapsöl, 1 TL Sojasauce und eine Prise vom Ingwerpulver verrühren, als Marinade über die Spieße streichen und im Kühlschrank 30 Minuten kalt stellen.
Orangensaft, Brühe, Honig, 1/2 TL Sojasauce, Chili und den Rest Ingwerpulver, zudem ein wenig Salz zu einer Sauce verrühren. Zweite Pfirsichhälfte in kleine Würfel schneiden, unter die Sauce mengen, kurz aufkochen und erkalten lassen. Spieße unter dem Grill bei höchster Hitze garen, mit der Sauce servieren.

Zubereitung: etwa 40 Minuten

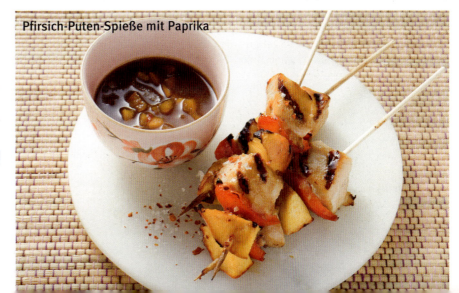

Pfirsich-Puten-Spieße mit Paprika

Rezepte

Gefülltes Schweinefilet

150 g Schweinefilet
1/2 Papaya
1 kleine Birne
1/2 TL Tomatenmark
1/4 TL süßer Senf
Salz, Pfeffer
mildes Currypulver
1 Chicorée
1 EL Orangensaft
1 TL heller Balsamico-Essig
1 TL Olivenöl

Schweinefilet längs einschneiden, aufklappen und sehr flach klopfen.
Papaya halbieren, von Kernen und Schale befreien. Birne vierteln, von Kerngehäuse und Schale befreien. Früchte in Würfel schneiden, ein Viertel davon mit Tomatenmark und Senf pürieren, diese Sauce mit Salz, Pfeffer und Currypulver würzen. Chicorée waschen, putzen, vom Strunk befreien, in mundgerechte Stücke schneiden. Zwei Drittel des Chicorées mit den verbliebenen Fruchtwürfeln, Orangensaft und Essig vermengen, mit Salz, Pfeffer und ein wenig Currypulver würzen, durchziehen lassen.
Backofen auf 200 Grad vorheizen. Das aufgeklappte Schweinefilet mit Salz und Pfeffer würzen, mit der Sauce bestreichen und mit den übrigen Chicoréestückchen belegen. Zusammenklappen, mit Küchenband oder kleinen Holzspießen fixieren. Das gefüllte Filet in heißem Öl von allen Seiten kurz scharf anbraten, danach im Ofen etwa 15 Minuten garen. Mit dem Chicorée-Frucht-Salat und der restlichen Sauce servieren.

Zubereitung: etwa 20 Minuten

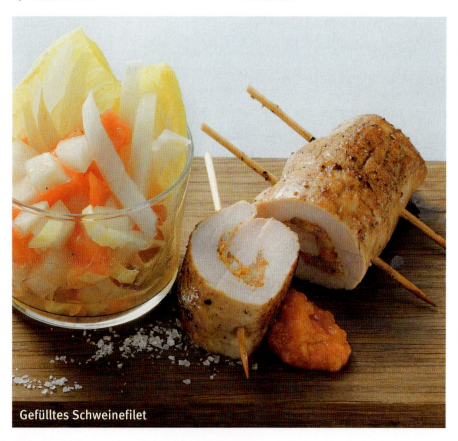

Gefülltes Schweinefilet

Hauptmahlzeiten 300 kcal

Lauchsuppe mit Garnelenspieß

1 dünne Lauchstange
1 mehligkochende Kartoffel
1/2 Zwiebel
2 TL Olivenöl
300 ml Gemüsebrühe
1/4 Bund Petersilie
100 g mittelgroße Garnelen, küchenfertig
Salz, Pfeffer
Rosenpaprika
20 g Frischkäse (0,2 Prozent Fett)
Muskat

Lauch putzen, von den dunklen Blattenden befreien, längs einschneiden, gründlich waschen und in dünne Röllchen schneiden. Kartoffel schälen und in kleine Würfel schneiden. Zwiebel schälen und fein hacken, mit den Lauchröllchen in 1 TL heißem Öl etwa 2 Minuten dünsten, Kartoffelwürfel zugeben, kurz mitdünsten, mit Brühe ablöschen und bei geringer Hitze 15 Minuten garen.
Derweil Petersilie waschen, trocken schwenken, Blätter fein hacken. Garnelen auf einen großen Holzspieß stecken, mit Salz, Pfeffer und Paprikapulver würzen und in einer großen Pfanne in 1 TL heißem Öl von beiden Seiten je 2 Minuten braten. Frischkäse zum Gemüse geben und alles pürieren. Mit Salz, Pfeffer, Muskat und Paprikapulver würzen. In einen vorgewärmten Suppenteller geben, mit der

Petersilie bestreuen und mit den Garnelenspießen servieren.

Zubereitung: etwa 20 Minuten

Feldsalat mit Feigen und Trauben

50 g Feldsalat
1 Feige
75 g kernlose Weintrauben
50 g Feta light
5 g Walnüsse
1 Scheibe Vollkorntoastbrot
1 EL Apfelsaft
1 TL süßer Senf
1 TL Walnussöl
1 EL Aceto balsamico
Salz, Pfeffer

Feldsalat verlesen, waschen, trocken schwenken. Feige waschen und in Achtel schneiden. Weintrauben waschen und halbieren. Feta in kleine Würfel schneiden und alles vermengen.
Walnüsse ohne Fett in einer beschichteten Pfanne rösten. Toastbrot in Würfel schneiden und ebenfalls ohne Fett von beiden Seiten kurz bräunen.
Apfelsaft mit Senf, Öl und Aceto verrühren, nach Geschmack Salz und Pfeffer hinzugeben, über den Salat gießen, mit Walnüssen und Toastbrot-Croutons servieren.

Zubereitung: etwa 10 Minuten

Salat mediterrane

1 Zwiebel
1 Knoblauchzehe
1 EL Olivenöl
50 g Feldsalat
150 g Tomaten
1/2 Paprika
1 EL grüne Oliven, ohne Stein
30 g Mozzarella, light
5 Zweige Basilikum
1 EL heller Aceto balsamico
2 EL flüssige Gemüsebrühe
Salz, Pfeffer
1 Scheibe Toastbrot

Zwiebel und Knoblauch schälen, fein hacken und in 1 TL heißem Öl dünsten. Feldsalat waschen. Tomaten waschen, vom Stielansatz befreien und würfeln. Paprika halbieren, waschen, Kerne und weiße Innenhäute entfernen. Paprika in größere Würfel schneiden. Oliven vierteln. Mozzarella in kleine Würfel schneiden. Basilikum waschen, Blätter grob hacken. Aceto mit 1 TL Öl und Brühe verrühren, salzen und pfeffern. Mit diesem Dressing sämtliche Zutaten vermengen. Toastbrot würfeln, ohne Fett anrösten, über den Salat streuen.

Zubereitung: etwa 10 Minuten

Rezepte

Rezepte

Chicoréesalat mit Sellerie

50 g gekochter Schinken
100 g Sellerieknolle
2 Mandarinen
1 kleiner Apfel
3 EL Magermilch-Joghurt
1 kleiner Chicorée
Salz, Pfeffer
1 EL Traubensaft
3 TL Walnusskerne

Schinken in dünne, kurze Streifen schneiden. Sellerie schälen und in dünne, kurze Streifen schneiden. Mandarinen schälen, so dass auch die weiße Haut mit entfernt wird. Früchte in Scheiben schneiden. Apfel waschen, vom Kerngehäuse befreien und ebenso in dünne, kurze Streifen schneiden. Mit Joghurt, Schinken- und Selleriestreifen sowie den Mandarinenscheiben vermengen.
Chicorée waschen, putzen, der Länge nach halbieren, den Strunk herausschneiden. Blätter quer halbieren, die oberen Hälften auf einem Teller kreisrund auslegen, die übrigen klein schneiden und zum Salat geben, mit Salz, Pfeffer und etwas Traubensaft würzen. Auf den Teller geben, mit Walnüssen bestreuen.

Zubereitung: etwa 10 Minuten

Schnelle Fleisch-Gemüse-Pfanne

1/2 kleine Aubergine
2 Tomaten
1/2 gelbe Paprikaschote
100 g Schweineschnitzel
1 mittelgroße Gewürzgurke
1 Knoblauchzehe
1 Frühlingszwiebel
1 EL Olivenöl
5 EL flüssige Gemüsebrühe
1 Zweig Rosmarin
1 Zweig Thymian
Salz, Pfeffer

Aubergine, Tomaten und Paprika waschen, bei den Tomaten die Stielansätze und bei der Paprika Kerne und weiße Innenhäute entfernen, das Gemüse in Würfel schneiden. Schnitzelfleisch und Gewürzgurke ebenfalls würfeln.
Knoblauch und Frühlingszwiebel schälen, fein hacken und in heißem Öl dünsten. Fleisch-, Auberginen- und Paprikastücke kurz mit anbraten, mit der Gemüsebrühe ablöschen und 5 Minuten bei mittlerer Hitze dünsten. Kräuter waschen, Blätter abzupfen und fein hacken. Pfannengemüse mit Salz, Pfeffer und Kräutern kräftig abschmecken, Gurken- und Tomatenstücke zugeben und weitere 5 Minuten schmoren lassen.

Zubereitung: etwa 20 Minuten

Puten-Rucola-Salat

1 Scheibe Vollkorntoast
1 Knoblauchzehe
20 g Rucola
2 TL Olivenöl
50 g Kräuter-Frischkäse (5 Prozent Fett)
5 EL Magermilch-Joghurt
Salz, Pfeffer
150 Putenbrust
100 g Kirschtomaten

Toast in einer Pfanne oder im Toaster rösten, in kleine Würfel schneiden. Knoblauch schälen und grob hacken. Rucola waschen, trocken schwenken und längere Stiele abschneiden. Zur Hälfte mit Knoblauch, 1 TL Olivenöl und Frischkäse im Mixer pürieren. Mit Joghurt verrühren und mit Salz und Pfeffer würzen.
Putenbrust in Streifen schneiden und in 1 TL heißem Öl braten. Übrige Rucolablätter 1 Minute mitbraten. Abkühlen lassen. Tomaten waschen und vierteln. Mit Salz und Pfeffer würzen, Rucola und Putenstreifen zugeben, Sauce untermengen und mit den Toastbrotwürfeln bestreut servieren.

Zubereitung: etwa 10 Minuten

Hauptmahlzeiten 300 kcal

Salat Nizza

100 g festkochende Kartoffeln
1 Scheibe Toastbrot
1 TL Walnüsse
100 g grüne Bohnen
1 große Tomate
1 Romanasalat-Herz
1 kleine Zwiebel
20 g grüne Oliven
1 Zweig Estragon
1 Zweig Rosmarin
Salz, Pfeffer
1 EL heller Aceto balsamico
1 TL Olivenöl
1 EL flüssige Gemüsebrühe

Kartoffeln 25 Minuten kochen, schälen und klein schneiden. Brotscheibe in Würfel schneiden, Walnüsse grob hacken, beides in einer Pfanne ohne Fett rösten. Grüne Bohnen putzen, in Salzwasser knackig gar kochen, abschrecken und abtropfen lassen. Tomate waschen und achteln. Salatherz in Blätter zerlegen und klein zupfen. Zwiebel schälen und fein hacken. Oliven abtropfen lassen. Alles mischen. Estragon und Rosmarin waschen, grob hacken. Aus Salz, Pfeffer, den Kräutern, Aceto, Öl und Gemüsebrühe ein Dressing zubereiten, im Salat 15 Minuten ziehen lassen. Mit Nüssen und Brotwürfeln bestreuen.

Zubereitung: etwa 45 Minuten

Hähnchenkeule im Gemüsebett

200 g Tomaten
1 Stange Staudensellerie
1 kleine Zwiebel
1 Knoblauchzehe
160 g Hähnchenkeule ohne Haut
Salz, Pfeffer
1 TL Olivenöl
Salbei, frisch oder getrocknet
1 TL grüne Oliven
1/4 TL Chilipulver
1/2 TL Tomatenmark

Tomaten in Würfel schneiden, Staudensellerie in feine Scheiben schneiden, Zwiebel und Knoblauch schälen, fein hacken. Hähnchenkeule mit Salz und Pfeffer würzen, in heißem Öl rundum kräftig anbraten. Zwiebel, Knoblauch, Staudensellerie und einige Salbeiblättchen oder 1 Prise getrockneten Salbei zugeben. Danach Tomaten und Oliven zugeben, mit Salz, Pfeffer, Chilipulver und Tomatenmark würzen und bei geringer Hitze zugedeckt 15 Minuten schmoren lassen.

Zubereitung: etwa 25 Minuten

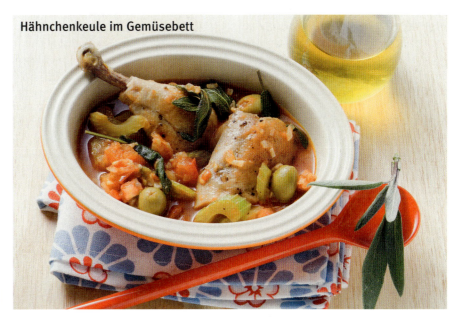
Hähnchenkeule im Gemüsebett

Rezepte

Hauptmahlzeiten

400 kcal

Senfsteak mit Rucola

1 Rindersteak
1 TL Senf
1 TL Rapsöl
Salz, Pfeffer
30 g Rucola
100 g Cocktailtomaten
1 TL Weißweinessig
1/4 TL Senf
1/4 TL Zucker
1 TL Olivenöl
1 EL flüssige Gemüsebrühe
1 EL fein geschnittenes Basilikum
1 EL Frischkäse (0,2 Prozent Fett)
50 ml Gemüsebrühe
1 EL körniger Senf
Zitronensaft
Zucker

Steaks dünn mit Senf einstreichen und in heißem Rapsöl jede Seite 4 Minuten braten. Salzen und pfeffern, in Alufolie gewickelt 5 Minuten ruhen lassen.
Rucola putzen, waschen und trocken schleudern. Tomaten waschen und halbieren. Essig, Senf, Zucker, Öl, ein wenig Salz, Pfeffer und Brühe verrühren. Basilikum waschen, trocken schwenken, Blätter grob hacken, unter das Dressing rühren und mit Tomaten und Rucola vermengen. Für die Senfsauce Frischkäse mit Brühe und Senf langsam unter kräftigem Rühren erhitzen. Mit Salz, Pfeffer, Zitronensaft und wenig Zucker würzen.
Steaks mit Senfsauce und Rucolasalat auf Tellern anrichten und servieren.

Zubereitung: etwa 25 Minuten

Apfel-Sauerkraut-Salat

150 g Sauerkraut
100 g gekochter Schinken
1 großer Apfel
1/4 Bund Schnittlauch
100 g Frischkäse (0,2 Prozent Fett)
Salz, Pfeffer
3 TL Walnüsse
1 TL Puderzucker

Sauerkraut ausdrücken und auf einem Sieb abtropfen lassen, mit einer Gabel lockern. Schinken in kurze Streifen schneiden. Apfel waschen, vom Kerngehäuse befreien und in Streifen schneiden. Mit Schinken und Sauerkraut vermengen. Schnittlauch waschen, hacken und mit Frischkäse verrühren, mit Salz und Pfeffer kräftig würzen, unter den Salat geben. 15 Minuten durchziehen lassen.

Walnüsse in einer Pfanne ohne Fett kurz anrösten, mit Puderzucker karamellisieren und über den Salat geben.

Zubereitung: etwa 25 Minuten

Muschelsalat mit weißen Bohnen

1 kleine Zwiebel
1 kleine Möhre
1 kleine Petersilienwurzel
1 EL Olivenöl
100 ml Gemüsebrühe
100 g weiße Bohnen aus der Dose
150 g Muschelfleisch aus dem Glas
50 g Cocktailtomaten
1 EL heller Aceto balsamico
1/2 TL süßer Senf
1/2 TL Paprikapulver
Salz, Pfeffer
50 g Magermilch-Joghurt
1/4 Bund Petersilie
2 Scheiben dünnes Knäckebrot

Zwiebel, Möhre und Petersilienwurzel schälen, putzen und in kleine Würfel schneiden, in heißem Öl kurz dünsten und mit Gemüsebrühe ablöschen. Bohnen und Muscheln abtropfen lassen, zugeben und aufkochen. Abkühlen lassen.
Tomaten waschen, von den Stielansätzen befreien und vierteln. Zum Salat geben und alles in einem großen Sieb abtropfen

88

lassen. Den Sud auffangen und mit Aceto, Senf und Paprikapulver zu einer Sauce verrühren, mit Salz und Pfeffer nach Geschmack würzen. Salat mit Joghurt und der Sauce vermengen, 15 Minuten stehen lassen. Petersilie waschen, Blätter hacken und über den Salat geben. Dazu das Knäckebrot servieren.

Zubereitung: etwa 45 Minuten

Rotbarsch mit Gemüse

150 g Rotbarschfilet, frisch oder tiefgekühlt
100 g Kartoffeln
1 große Zwiebel
2 Karotten
2 TL Olivenöl
1/2 Bund Dill
1 EL flüssige Gemüsebrühe
50 g Frischkäse (0,2 Prozent Fett)
1 EL Zitronensaft
Salz, Pfeffer

Tiefgekühlte Filets auftauen lassen. Kartoffeln, Zwiebel und Karotten schälen. Kartoffeln in wenig Salzwasser in etwa 25 Minuten garen. Zwiebel in dünne Ringe, Karotten in dünne Scheiben schneiden. Backofen auf 200 Grad vorheizen.
1 TL Öl auf doppelt liegendes Pergamentpapier pinseln, mit Zwiebel- und Karotten-

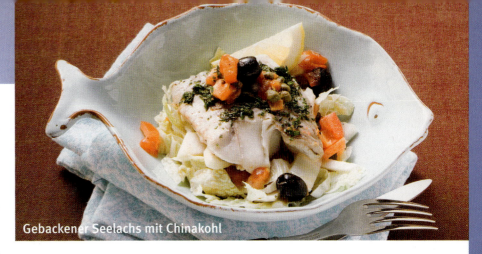

Gebackener Seelachs mit Chinakohl

scheiben belegen. Dill waschen, von den dicken Stängeln befreien, hacken und zur Hälfte über das Gemüse streuen. Darauf den Fisch legen.
1 TL Öl mit restlichem Dill, Brühe, Frischkäse und Zitronensaft verrühren, mit Salz und Pfeffer würzen, Fisch dick mit der Sauce bestreichen. Pergamentpapier zu einem gut verschlossenen Päckchen falten, auf dem Ofenrost in 20 Minuten garen. Dazu die Salzkartoffeln servieren.

Zubereitung: etwa 35 Minuten

Gebackener Seelachs mit Chinakohl

200 g Seelachsfilet
Salz, Pfeffer
1 EL Zitronensaft
1/2 kleiner Rosmarinzweig
2 Zweige Thymian
3 EL flüssige Gemüsebrühe
2 große Tomaten
3 schwarze Oliven ohne Stein
1 EL Kapern
1/2 kleiner Chinakohl
1 TL Olivenöl
1 TL Apfelessig
1/4 TL milder Senf

Backofen auf 200 Grad vorheizen. Seelachs mit Salz, Pfeffer und Zitronensaft würzen. Kräuter waschen, von Stielen befreien, hacken und zum Fisch geben. Mit der Brühe in eine Auflaufform legen. Tomaten waschen, vom Stielansatz befreien und in kleine Würfel schneiden. Die Hälfte mit den Oliven und Kapern auf den Fisch geben. Im Backofen etwa 15 Minuten garen.
Chinakohl waschen, trocken schwenken und in mundgerechte Stücke schneiden, restliche Tomatenwürfel zugeben. Öl und Essig mit Senf, Salz und Pfeffer zu einer Sauce verrühren. Über den Salat geben. Mit dem Fisch anrichten.

Zubereitung: etwa 25 Minuten

Rezepte

89

Rezepte

Paprika-Thunfisch-Salat

1 rote Paprikaschote
30 g schwarze Oliven, ohne Stein
100 g Salatgurke
1 Tomate
1 Dose Thunfisch ohne Öl
(130 g Einwaage)
1 kleine Knoblauchzehe
1/2 TL Zitronensaft
2 EL flüssige Gemüsebrühe
1/2 TL süßer Senf
Salz, Pfeffer
5 Zweige Basilikum
1 EL Ajvar
1 kleine dünne Scheibe Vollkornbrot

Paprika halbieren, waschen, von Kernen und weißen Innenhäuten befreien und in Würfel schneiden. Oliven in dünne Scheiben schneiden. Gurke waschen, längs halbieren und in schmale Streifen schneiden. Tomate waschen, vom Stielansatz befreien und in nicht zu kleine Würfel schneiden. Thunfisch mit einer Gabel zerpflücken, die Hälfte mit den bereits geschnittenen Zutaten vermengen.
Knoblauch schälen und fein hacken, mit Zitronensaft, Brühe und Senf verrühren, mit Salz und Pfeffer würzen und über den Salat geben. Basilikum zupfen, waschen, trocken schwenken und die Blätter grob hacken. Am Ende über den Salat streuen. Übrigen Thunfisch mit Ajvar zerdrücken, mit Salz und Pfeffer würzen und auf die Brotscheibe streichen, zum Salat servieren.

Zubereitung: etwa 10 Minuten

Kohlrabi-Gemüse mit Kalbfleisch in Rotweinsauce

100 g festkochende Kartoffeln
1 kleine Kohlrabi
200 ml Gemüsebrühe
Muskat
Salz, Pfeffer
125 g Kalbfleisch (aus der Keule)
1 EL Rapsöl
50 ml Rotwein
1 TL süßer Senf
1/4 Bund glatte Petersilie

Kartoffeln und Kohlrabi schälen, in Streifen schneiden, in der Brühe 15 Minuten garen. Mit Muskat, Salz und Pfeffer würzen. Fleisch in heißem Öl von beiden Seiten je 1 Minute bei starker Hitze anbraten, aus der Pfanne nehmen und warm stellen. Bratensud mit Rotwein ablösen, Senf zugeben und zur Sauce einkochen, mit Salz, Pfeffer und Muskat würzen. Fleisch darin nochmals erhitzen. Petersilie waschen, trocken schwenken und Blätter fein hacken. Kalbfleisch mit Rotweinsauce, Kohlrabi-Gemüse und Petersilie servieren.

Zubereitung: etwa 25 Minuten

Gulasch mit Sauerkraut

100 g Rindergulasch
3 EL Sojasauce
6 EL dunkler Traubensaft
50 g Schwarzwälder Schinken
1 rote Paprikaschote
1 TL Rapsöl
100 g Sauerkraut
Salz, Pfeffer
Tabasco
50 g Frischkäse (0,2 Prozent Fett)
Paprikapulver

Fleisch in Sojasauce und Traubensaft 1 Stunde einlegen. Schinken in Streifen schneiden und in einer Pfanne ausbraten. Paprika halbieren, waschen, von Kernen und weißen Innenhäuten befreien und in Streifen schneiden. Mit zu den Schinkenstreifen geben und dünsten. Gulaschwürfel auf Küchenpapier abtrocknen, in einer zweiten Pfanne in heißem Öl anbraten, dabei ständig rühren. Mit der Marinade ablöschen und kurz einkochen lassen. Sauerkraut ausdrücken und mit den Paprikawürfeln und Schinkenstreifen zum Fleisch geben. Mit Salz, Pfeffer und Tabasco würzen. Frischkäse mit Paprikapulver, Salz und Pfeffer cremig rühren und vor dem Servieren über das Gulasch geben.

Zubereitung: etwa 20 Minuten
plus Marinierzeit

Hauptmahlzeiten 400 kcal

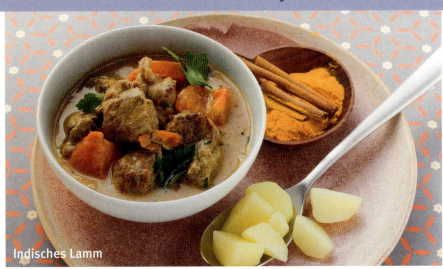

Indisches Lamm

Indisches Lamm

8 EL Magermilch-Joghurt
3 TL Tomatenpüree
Kurkuma
Chilipulver
Zimt
125 g mageres Lammfleisch
100 g Kartoffeln
1 Zweig Rosmarin
1 TL Olivenöl
1 EL Mehl
1 Schalotte
250 g Tomaten
5 EL Fleischbrühe
1/4 Bund Petersilie
Salz, Pfeffer

Joghurt mit Tomatenpüree verrühren, mit Kurkuma, Chili und Zimt würzen. Lamm in dünne Stücke schneiden, 30 Minuten in der Joghurtmarinade einlegen.
Kartoffeln schälen und in wenig Salzwasser mit Rosmarin 25 Minuten garen. Fleisch aus der Marinade nehmen, mit Küchenpapier trocknen, im heißen Öl dünsten, mit Mehl bestäuben und warm stellen. Schalotte schälen, fein hacken, in der heißen Pfanne dünsten. Tomaten waschen, ohne Stielansatz klein schneiden, zu den Schalotten geben und mit Brühe und der Marinade ablöschen, bei geringer Hitze 5 Minuten garen und Fleisch zugeben. Nochmals aufkochen. Petersilie waschen, trocken schwenken und die Blätter fein hacken. Gegarte Kartoffeln in kleine Stücke schneiden, mit der Petersilie unter die Fleisch-Tomaten-Pfanne geben, aufkochen, mit Salz und Pfeffer würzen.

Zubereitung: etwa 45 Minuten

Zwiebelsuppe

200 g Gemüsezwiebeln
1 Knoblauchzehe
1 TL Rapsöl
250 ml Fleischbrühe
Salz, Pfeffer
mildes Currypulver
1 TL Majoran
1 Scheibe Toastbrot
20 g Parmesan
100 g Frischkäse (0,2 Prozent Fett)
3 Scheiben Knäckebrot

Zwiebeln und Knoblauch schälen und fein hacken, in heißem Öl unter Rühren glasig dünsten, mit Brühe ablöschen. 20 Minuten bei geringer Hitze offen einkochen lassen. Mit Salz, Pfeffer, Currypulver und der Hälfte des Majorans würzen.
Toastbrot in Würfel schneiden, in einer Pfanne ohne Fett rösten. Parmesan reiben. Frischkäse mit Salz, Pfeffer, Curry und restlichem Majoran würzen, auf die Knäckebrote streichen. Mit Toastbrotwürfeln und Parmesan zur Zwiebelsuppe servieren.

Zubereitung: etwa 30 Minuten

Rezepte

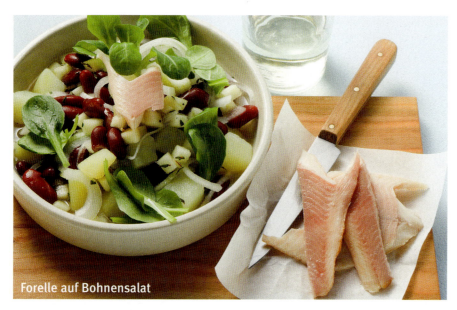
Forelle auf Bohnensalat

Forelle auf Bohnensalat

75 g Kartoffeln
100 g Kidneybohnen
1/2 Zwiebel
3 TL heller Aceto balsamico
3 EL Gemüsebrühe
Salz, Pfeffer
1/4 TL getrockneter Thymian
1 kleiner Apfel
30 g Feldsalat
150 g geräucherte Forellenfilets

Kartoffeln schälen, in kleine Würfel schneiden und in wenig Salzwasser 15 Minuten garen. Bohnen abtropfen lassen, zu den Kartoffeln geben und erwärmen. Zwiebel schälen und in Ringe schneiden. Aus Aceto, Brühe, Salz, Pfeffer und Thymian eine Sauce rühren. Apfel schälen, vom Kerngehäuse befreien, in kleine Würfel schneiden, alles vermengen.
Feldsalat waschen, trocken schwenken und mit dazu geben, auf einem Teller anrichten. Forellenfilets entgräten, in mundgerechte Stücke zerteilen, auf dem Salat servieren.

Zubereitung: etwa 25 Minuten

Arabischer Gemüsetopf

50 g Kichererbsen
Kreuzkümmel-Pulver
Muskat
Nelkenpulver
1 TL Rapsöl
300 ml Gemüsebrühe
1 Tomate
1 kleine gelbe Paprika
1 sehr kleine Zucchini
1 TL Tomatenmark
1 TL Weißweinessig
Salz, Pfeffer
Chilipulver
Zitronensaft
Zucker
1/4 Bund glatte Petersilie
3 Scheiben dünnes Knäckebrot
50 g Ajvar

Kichererbsen 24 Stunden lang in reichlich Wasser quellen lassen, in einem Sieb abgießen und abtropfen lassen. Kreuzkümmel, Muskat und Nelkenpulver in heißem Öl kurz erhitzen, dabei stetig rühren. Mit Brühe ablöschen, Kichererbsen zugeben und 45 Minuten bei geringer Hitze garen. Tomate waschen, vierteln, vom Stielansatz befreien und in kleine Würfel schneiden. Paprika halbieren, waschen, von Kernen und weißen Innenhäuten befreien, in kurze Streifen schneiden. Zucchini putzen, waschen ebenfalls würfeln. Mit Paprikastrei-

Hauptmahlzeiten 400 kcal

fen, Tomatenmark und Essig zu den Kichererbsen geben, weitere 10 Minuten sanft garen. Tomatenwürfel zugeben, mit Salz, Pfeffer, wenig Chilipulver, Zitronensaft und Zucker abschmecken. Petersilie waschen, fein hacken und über den Gemüsetopf geben. Knäckebrote dünn mit Ajvar bestreichen und zum Eintopf essen.

Zubereitung: etwa 80 Minuten plus Einweichzeit

Champignonsuppe mit Knoblauch-Croutons

1 Toastbrotscheibe
1 Knoblauchzehe
150 g Champignons
1 EL Rapsöl
1 TL Zitronensaft
1 EL Mehl
400 ml kräftige Hühnerbrühe
150 g Frischkäse (0,2 Prozent Fett)
1/2 Bund Schnittlauch
Salz, Pfeffer
Currypulver
3 dünne Knäckebrotscheiben

Toastbrot in Würfel schneiden. Knoblauch schälen, hacken und in einem großen beschichteten Topf ohne Fett dünsten. Toastbrotwürfel dazugeben, sanft bräunen lassen und aus der Pfanne nehmen. Champignons trocken abreiben, putzen, die Stielenden abschneiden und Pilze in dünne Scheiben schneiden. In der noch heißen Pfanne in 1 TL Öl 5 Minuten andünsten, Zitronensaft zugeben und Pilze herausnehmen.
Restliches Öl in der Pfanne erhitzen, Mehl zugeben, kurz bräunen, mit Brühe ablöschen und aufkochen lassen. Die Hälfte des Frischkäses mit einem Schneebesen kräftig unterrühren, nicht mehr kochen lassen. Champignons zugeben und 10 Minuten ziehen lassen.
Schnittlauch waschen, hacken, die Hälfte unter den restlichen Frischkäse rühren. Mit Salz, Pfeffer und Currypulver würzen und auf die Knäckebrote streichen.
Die Suppe ebenfalls mit Salz, Pfeffer und Currypulver würzen, mit Croutons und dem restlichen Schnittlauch zu den Broten servieren.

Zubereitung: etwa 25 Minuten

Vegetarische Kürbispfanne

300 ml Gemüsebrühe
30 g Vollkornreis
100 g Moschus-Kürbisfleisch
10 g Ingwer
1 kleine rote Zwiebel
100 g Champignons
1 kleine, dünne Stange Lauch
1/4 Bund Schnittlauch
1 TL Rapsöl
Salz, Pfeffer
1 TL Kürbiskernöl
100 g Frischkäse (0,2 Prozent Fett)
2 Scheiben Knäckebrot

Die Hälfte der Brühe aufkochen, Reis zugeben und bei geringer Hitze zugedeckt in 35 Minuten ausquellen lassen. Kürbis von Kernen befreien und in kleine Würfel schneiden. Ingwer und Zwiebel schälen, Ingwer sehr fein hacken, Zwiebel in dünne Ringe schneiden. Champignons trocken abreiben, putzen und in feine Blättchen schneiden. Lauch putzen, längs einschneiden, sorgfältig waschen und in sehr feine Ringe schneiden. Schnittlauch waschen, trocken schwenken und in dünne Röllchen schneiden.
Kürbiswürfel in heißem Öl kurz anrösten, unter ständigem Rühren Ingwer und Lauch zugeben. Restliche Brühe, Zwiebel und Champignons zugeben und unter weiterem Rühren aufkochen. Mit Pfeffer und Salz würzen, mit der Hälfte des Schnittlauchs bestreuen und mit Kürbiskernöl beträufeln.
Frischkäse mit Salz, Pfeffer und restlichem Schnittlauch verrühren, auf die Knäckebrote streichen und zur Kürbispfanne und dem Reis servieren.

Zubereitung: etwa 45 Minuten

Rezepte

Pute asiatisch

10 g Ingwer
1 EL Sojasauce
3 EL trockener Sherry
1/2 TL Curry
Pfeffer
100 g Putenbrust
100 g Champignons
1 Lauchzwiebel
1 kleine rote Paprika
2 TL Rapsöl
75 g kleine Zuckerschoten
Salz, Pfeffer
75 ml Hühnerbrühe
50 g Frischkäse (0,2 Prozent Fett)
wenig Kresse zum Garnieren

Ingwer schälen, fein reiben, mit Sojasauce, Sherry, Curry und wenig Pfeffer verrühren. Pute in Streifen schneiden, mit der Marinade bestreichen und im Kühlschrank etwa 30 Minuten ziehen lassen. Champignons putzen, abreiben, Stielenden abschneiden und Pilze in Streifen schneiden. Lauchzwiebel putzen, längs einschneiden, waschen und in feine Ringe schneiden. Paprika halbieren, waschen, von Kernen und weißen Innenhäuten befreien, in kleine Würfel schneiden. Mit der Lauchzwiebel 5 Minuten in 1 TL heißem Öl dünsten. Zuckerschoten waschen, putzen, in Streifen schneiden, mitdünsten und mit der Marinade ablöschen. Mit Salz und Pfeffer würzen. Kurz warm halten.

Putenstreifen abtrocknen, in 1 TL heißem Öl anbraten, Pilze zugeben und mit der Hühnerbrühe ablöschen. Frischkäse unterrühren. Mit Salz und Pfeffer würzen. Kresseblätter waschen, unter die Pilz-Puten-Masse geben und zusammen mit dem Gemüse servieren.

Zubereitung: etwa 30 Minuten

Friséesalat mit Kartoffeln und Champignons

100 g festkochende Kartoffeln
Salz
1/2 kleiner Kopf Friséesalat
100 g Champignons
1 TL Walnüsse
1 große rote Paprika
2 EL heller Aceto balsamico
1 EL Walnussöl
1 EL Sojasauce
Pfeffer
50 g Magerquark
3 Scheiben dünnes Roggenknäckebrot

Kartoffeln schälen, vierteln und in wenig Salzwasser 20 Minuten garen. Friséesalat waschen, die Blätter mundgerecht zerpflücken. Champignons trocken abreiben, die Stielenden abschneiden und die Pilze in feine Scheiben schneiden, unter den Friséesalat geben. Walnüsse grob hacken und in einer Pfanne ohne Fett bräunen.

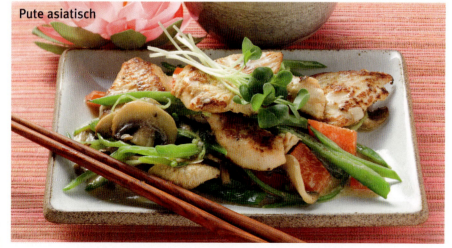

Pute asiatisch

Hauptmahlzeiten 400 kcal

Paprika halbieren, waschen, von Kernen und weißen Innenhäuten befreien und in sehr feine Streifen schneiden. Die Hälfte davon mit Aceto, Öl, Sojasauce, Pfeffer und Salz verrühren.

Kartoffeln abgießen, in Scheiben schneiden und mit dem Dressing unter den Salat geben. Mit Walnüssen bestreuen.

Übrige Paprikastreifen in Würfel schneiden, mit Quark verrühren, mit Salz und Pfeffer würzen und großzügig auf die Knäckebrotscheiben verteilen.

Zubereitung: etwa 30 Minuten

Schweinefilet aus dem Wok

1/2 kleine Ananas
1 EL Sojasauce
1 EL Weißwein
1 TL Weißweinessig
1 EL Zucker
1/2 TL mildes Currypulver
1 TL Speisestärke
1 kleine grüne Paprikaschote
1 kleine Zucchini
30 g Sojabohnensprossen aus dem Glas
1 Zwiebel
1 Knoblauchzehe
10 g Ingwer
1 TL Rapsöl
100 g Schweinefilet
50 g TK-Erbsen oder Zuckerschoten

Ananashälfte halbieren, den harten inneren Strunk entfernen, Fruchtfleisch aus der Schale schneiden und in kleine Stücke teilen. Sojasauce, Wein, Essig, Zucker und Currypulver mit Stärke verrühren und zur Ananas geben. Paprikaschote halbieren, waschen, von Kernen und weißen Innenhäuten befreien, in schmale Streifen schneiden. Zucchini waschen, putzen und in dünne Scheiben schneiden. Sprossen abtropfen lassen. Zwiebel, Knoblauch und Ingwer schälen, sehr fein hacken. Öl im Wok erhitzen. Zwiebel, Knoblauch und Ingwer darin dünsten. Schweinefilet in schmale, kurze Streifen schneiden, etwa 3 Minuten unter ständigen Wenden im Wok mit anbraten. Zucchini und Paprika zugeben, weitere 2 Minuten bei mittlerer Hitze rühren. Ananasstücke mit der Marinade, abgetropfte Sprossen und Erbsen zugeben, zugedeckt 5 Minuten garen, dabei gelegentlich wenden.

Zubereitung: etwa 60 Minuten plus Marinierzeit

Marinierter Heilbutt aus der Pfanne

10 g Ingwer
1 EL Zitronensaft
2 EL Sojasauce
3 EL heller Traubensaft
200 g Heilbuttfilet

1 Paprikaschote
1 kleine Möhre
1/2 Bund Schnittlauch
1 EL Rapsöl
1 TL Tomatenmark
1/2 TL Speisestärke
Salz, Pfeffer
Paprikapulver
Ingwerpulver

Ingwer schälen, sehr fein schneiden, mit Zitronensaft, 1 EL Sojasauce und Traubensaft verrühren. Heilbuttfilet wenn nötig entgräten, in mundgerechte Stücke schneiden, 1 Stunde in die Marinade legen. Paprikaschote halbieren, waschen, von Kernen und weißen Innenhäuten befreien und in Streifen schneiden. Möhre waschen, schälen und in dünne Scheiben schneiden. Schnittlauch waschen, trocken schwenken und fein hacken.

Öl in einer Pfanne erhitzen und das Gemüse darin unter Wenden anbraten, Fisch mit der Marinade zugeben, kurz aufkochen. Schnittlauch mit 1 EL Sojasauce, Tomatenmark und Stärke verrühren, in die Pfanne geben, bei geringer Hitze noch 2 Minuten unter Rühren ziehen lassen. Mit Salz, Pfeffer, Paprika- und Ingwerpulver abschmecken.

Zubereitung: etwa 25 Minuten plus Marinierzeit

Rezepte

Rezepte

Sellerie-Cremesuppe mit Croutons

150 g Knollensellerie
3 Lauchzwiebeln
1 EL Rapsöl
200 ml Gemüsebrühe
75 g Frischkäse (0,2 Prozent Fett)
1 Scheibe Toastbrot
1 Knoblauchzehe
Salz, Pfeffer
Thymian, getrocknet
1 TL Zitronensaft
Tabasco
1/4 Bund Schnittlauch
200 ml Apfelsaft

Sellerie waschen, schälen, fein würfeln. Lauchzwiebeln waschen, putzen, in Ringe schneiden, mit dem Sellerie in heißem Öl 2 Minuten dünsten, mit Brühe ablöschen. Frischkäse unterrühren, zugedeckt 20 Minuten bei geringer Hitze garen.
Toastbrot in Würfel schneiden. Knoblauch schälen, fein hacken, mit den Brotwürfeln in einer Pfanne ohne Fett rösten.
Suppe im Mixer pürieren, mit Salz, Pfeffer, Thymian, Zitronensaft, wenig Tabasco würzen. Schnittlauch waschen und fein hacken. Mit den Croutons über die Suppe geben. Dazu ein Glas Apfelsaft trinken.

Zubereitung: etwa 40 Minuten

Überbackenes Schweinesteak mit Paprika-Erbsen-Gemüse

1/2 Bund gemischte Kräuter
1 EL Paniermehl
150 g Schweinefiletstücke
Salz, Pfeffer
1 TL Rapsöl
1 kleine Paprika
1 Schalotte
100 g Erbsen tiefgekühlt
3 EL trockener Weißwein
1 Eiweiß

Kräuter waschen, trocken schwenken, die Blätter hacken und mit dem Paniermehl vermengen. Fleisch mit Salz und Pfeffer würzen, mit wenig Öl einreiben, in heißem Öl von beiden Seiten kurz anbraten. Paprika halbieren, waschen, von Kernen befreien, würfeln. Schalotte schälen, hacken, in heißem Öl dünsten, Paprikawürfel und Erbsen zugeben und mit Wein ablöschen, mit Salz und Pfeffer würzen. Eiweiß steif schlagen, Kräuter-Paniermehl-Masse unterheben und die Steaks damit bedecken. Mit in die Pfanne geben, Deckel auflegen und alles bei geringer Hitze 10 Minuten garen. Überbackene Schweinesteaks mit dem Pfannengemüse servieren.

Zubereitung: etwa 30 Minuten

Bunter Gemüsemix mit Curry-Creme

100 ml Tomatensaft
30 g Vollkornreis
1 kleine Möhre
1 kleine gelbe Paprika
1 rote Zwiebel
1 EL Rapsöl
50 g Brühe
100 g TK-Erbsen
1 EL Schnittlauch
80 g Frischkäse (0,2 Prozent Fett)
1 EL fettarme Milch
1/2 TL mildes Currypulver
Salz, Pfeffer

Tomatensaft aufkochen, Reis zugeben und zugedeckt bei geringer Hitze etwa 40 Minuten quellen lassen.
Möhre putzen, schälen, Paprika halbieren, waschen, beide fein in Streifen schneiden. Zwiebel schälen, hacken, in heißem Öl dünsten, Paprika und Möhren für 2 Minuten zugeben, mit Brühe ablöschen und 10 Minuten köcheln lassen. Erbsen zugeben und weitere 10 Minuten garen. Schnittlauch waschen, trocken schwenken, klein hacken, mit Frischkäse und Milch verrühren, mit Currypulver, Salz und Pfeffer würzen. Creme über das Gemüse geben. Zusammen mit dem Tomatenreis servieren.

Zubereitung: etwa 45 Minuten

Hauptmahlzeiten 400 kcal

Kräuterforelle mit Zuckerschoten

1 kleine Forelle
Salz, Pfeffer
1 TL Zitronensaft
1/2 Bund Petersilie
1 Zweig Thymian
50 ml Fischfond
50 ml Weißwein
1 Lorbeerblatt
5 Körner Piment
150 g Zuckerschoten, frisch
oder tiefgekühlt
150 ml Gemüsebrühe
Muskat
100 g Frischkäse (0,2 Prozent Fett)

Fisch waschen, trocken tupfen, die Haut in größeren Abständen leicht einschneiden, mit Salz, Pfeffer und Zitronensaft würzen. 1 Zweig von der Petersilie und den Thymianzweig in die Bauchhöhle legen. Backofen auf 180 Grad vorheizen. Auflaufform mit Fond und Wein füllen, den Fisch hineinlegen, Lorbeerblatt und Piment zugeben, mit Alufolie abdecken. Im Ofen in 25 bis 30 Minuten garen.
Frische Zuckerschoten waschen, putzen, abtropfen und in der Brühe etwa 10 Minuten bei mittlerer Hitze garen. Tiefgekühlte nur 5 Minuten garen. Restliche Petersilie waschen, Blätter hacken. Mit Muskat, Salz und Pfeffer zu den Zuckerschoten geben. Fisch aus der Auflaufform nehmen, kurz warm stellen. Den Fischsud in der Form oder einem Topf mit Frischkäse unter Rühren aufkochen. Als Sauce zur Forelle und den Zuckerschoten servieren.

Zubereitung: etwa 45 Minuten

Fruchtiger Selleriesalat

2 Stangen Staudensellerie
1 kleiner Apfel
2 EL Orangensaft
3 Orangen
5 EL Magermilch-Joghurt
1 EL Salatcreme
1 TL Walnussöl
1 EL heller Aceto balsamico
Salz, Pfeffer
10 g Walnüsse
60 g Magerquark
2 Scheiben dünnes Roggenknäckebrot

Sellerie waschen, putzen und in sehr dünne Scheiben schneiden. Apfel waschen, halbieren, vom Kerngehäuse befreien, in Würfel schneiden und sofort in den Orangensaft geben. Orangen schälen, die innere weiße Haut sorgfältig mit entfernen, Filets aus den zarten Trennhäutchen schneiden und zur Hälfte zum Sellerie geben.
Joghurt mit Salatcreme, Öl, Aceto und dem Orangensaft mit den Äpfeln verrühren, mit Salz und Pfeffer würzen und über den Orangen-Sellerie geben. Walnüsse hacken und darüberstreuen.
Quark auf die Knäckebrote streichen und mit den übrigen Orangenfilets belegen.

Zubereitung: etwa 10 Minuten

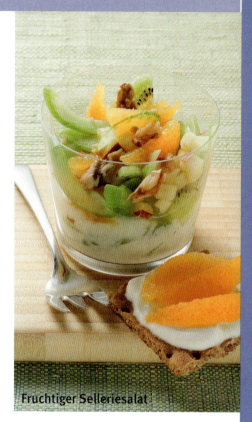

Fruchtiger Selleriesalat

Rezepte

Hauptmahlzeiten

500 kcal

Traubensalat mit Schinkenstreifen

30 g Feldsalat
150 g kernlose Weintrauben
1 kleine reife Birne
1/2 TL Zitronensaft
2 EL heller Traubensaft
1 TL heller Aceto balsamico
1 TL Walnussöl
Salz, Pfeffer
10 g Walnüsse
100 g Puten- oder Lachsschinken
200 ml Orangensaft

Salat waschen, verlesen, putzen, gut
abtropfen lassen. Trauben waschen und
halbieren. Birnen waschen, vierteln, entkernen, in dünne Spalten schneiden und
mit Zitronensaft beträufeln. Alles auf
einem Teller vorsichtig vermengen.
Saft, Aceto und Öl verrühren, mit Salz und
Pfeffer würzen, über den Salat gießen,
10 Minuten stehen lassen.
Walnüsse grob hacken, ohne Fett kurz
anrösten. Schinken in sehr kleine Würfel
schneiden. Salat mit beidem bestreuen.
Dazu gibt es den Orangensaft.

Zubereitung: etwa 25 Minuten

Putencurry mit Lauch und Apfelspalten

175 g Putenbrust
100 ml Grapefruitsaft
1 dünne Stange Lauch
1 TL Rapsöl
1/2 TL Zucker
Salz, Pfeffer
1/2 TL mildes Currypulver
50 g Frischkäse (0,2 Prozent Fett)
1 Apfel
2 EL Rosinen

Putenbrust in Würfel schneiden und in
Grapefruitsaft einlegen.
Lauch putzen, die dunkelgrünen Blatt-
enden entfernen. Das Gemüse längs ein-
schneiden, gründlich waschen und in
Ringe schneiden. Im heißen Öl unter stän-
digem Wenden dünsten.
Fleisch abtropfen lassen und zugeben,
von allen Seiten anbraten und mit dem
Grapefruitsaft ablöschen. Kräftig aufko-
chen und nach Geschmack mit Zucker,
Salz, Pfeffer und Currypulver würzen,
Frischkäse und Rosinen unterrühren.
Apfel schälen, vom Kerngehäuse befreien,
in schmale Spalten schneiden und auf das
Putencurry geben. 15 Minuten bei geringer Hitze zugedeckt garen und anschließend gleich servieren.

Zubereitung: etwa 35 Minuten

Hähnchenpfanne mit Petersilien-wurzel

1 kleine Zwiebel
1 TL Olivenöl
200 g Hähnchenbrustfilet
2 mittelgroße Petersilienwurzeln
2 dicke Frühlingszwiebeln
Salz, Pfeffer
5 EL Geflügelbrühe
5 EL Kokoscreme aus der Dose
Kreuzkümmel
Currypulver
1 EL Rosinen

Zwiebel schälen, in Würfel schneiden und
in heißem Öl dünsten. Hähnchenbrustfilet
ebenfalls in Würfel schneiden, dazugeben
und hell anbraten. Petersilienwurzeln
schälen, in Scheiben kurz mitdünsten.
Frühlingszwiebeln von den Blattenden
befreien, waschen, putzen, in feine Ringe
schneiden und dazugeben. Mit Salz und
Pfeffer würzen. Mit Brühe und Kokoscreme
ablöschen. Mit Kreuzkümmel und Currypulver würzen. Rosinen zugeben und
zugedeckt etwa 15 Minuten bei geringer
Hitze garen. Servieren.

Zubereitung: etwa 30 Minuten

Hauptmahlzeiten 500 kcal

Mediterranes Hühnerragout

200 g geschälte Tomaten aus der Dose
100 g Kartoffeln
1 kleine Zwiebel
1 TL Rapsöl
200 g Hühnerfilet
200 ml Tomatensaft
30 g schwarze Oliven
1/2 TL Kapern
1/4 Bund Basilikum
1/2 TL gerebelter Thymian
Salz, Pfeffer
1/2 TL Rosenpaprika

Tomaten abtropfen lassen. Kartoffeln schälen und würfeln. Zwiebel schälen, fein hacken, im heißen Öl dünsten. Fleisch in Würfel schneiden, zugeben und von allen Seiten anbraten. Kartoffeln und Tomaten zugeben, mit Tomatensaft ablöschen. Etwa 15 Minuten garen.
Oliven in feine Streifen schneiden, Kapern fein hacken. Beides mit dem Thymian zum Ragout geben, mit Salz, Pfeffer und Paprika würzen, noch etwas einkochen lassen. Basilikum waschen, trocken schwenken und grob hacken, auf das Ragout streuen.

Zubereitung: etwa 30 Minuten

Lachsröllchen auf Zucchini-Paprika-Salat

1/2 Bund Dill
120 g Magerquark
2 EL Ajvar
Salz, Pfeffer
1 schmale Zucchini
80 g Räucherlachs in Scheiben
1 kleine dünne Scheibe Vollkornbrot
1 rote Paprika

Dill waschen, dicke Stängel abschneiden, den Rest fein hacken, mit Quark, Ajvar, Salz und Pfeffer verrühren.
Zucchini waschen und putzen, längs halbieren und davon mit einem Sparschäler vier dünne, lange Scheiben abschneiden. Mit je 1 TL Ajvarquark bestreichen und den Räucherlachs darauf verteilen. Vorsichtig aufrollen und feststecken. Vollkornbrot mit etwas Ajvarquark bestreichen. Paprika halbieren, waschen, von Kernen und weißen Innenhäuten befreien, einige Streifen abschneiden und auf das Vollkornbrot legen, verbliebenes Fruchtfleisch in kleine Würfel schneiden. Restliche Zucchini in Scheiben schneiden. Mit den Paprikawürfeln und dem Rest des Ajvarquarks verrühren, mit Salz und Pfeffer abschmecken, mit den Lachsröllchen servieren. Dazu gibt es das Vollkornbrot.

Zubereitung: etwa 25 Minuten

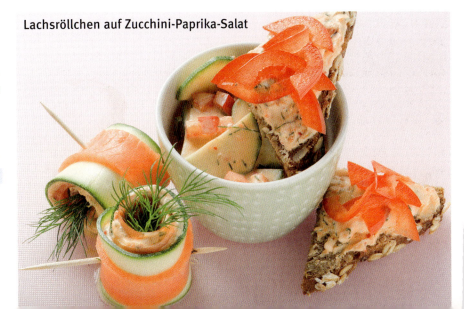

Lachsröllchen auf Zucchini-Paprika-Salat

Rezepte

Gemüsebratling mit Schnittlauch-Joghurt

75 g TK-Erbsen
100 g rote Paprika
1/4 Bund Schnittlauch
20 g Parmesan
1 Ei
100 g Frischkäse (0,2 % Fett)
2 EL Stärkemehl
Salz, Pfeffer
mildes Currypulver
4 EL Magermilch-Joghurt
1 EL Rapsöl

Erbsen antauen lassen. Paprika halbieren, waschen, von Kernen und weißen Innenhäuten befreien, in kleine Würfel schneiden. Schnittlauch waschen, trocken schwenken, fein hacken. Parmesan reiben, mit Erbsen, Paprika, Ei, Frischkäse und Stärke mischen und mit Salz, Pfeffer, wenig Currypulver und der Hälfte des Schnittlauchs würzen. 10 Minuten ziehen lassen.
Joghurt mit restlichem Schnittlauch verrühren, mit Salz, Pfeffer und Currypulver nach Geschmack würzen.
Gemüsemasse dritteln oder vierteln, in einer beschichteten Pfanne bei geringer Hitze als flache Bratlinge in heißem Öl etwa 5 Minuten pro Seite braten. Mit dem Schnittlauch-Joghurt servieren.

Zubereitung: etwa 35 Minuten

Heilbutt auf Rucola

50 g Rucola
5 Zweige Petersilie
1 Zwiebel
1 TL Weißweinessig
1 TL Walnussöl
3 EL Gemüsebrühe
Salz, Pfeffer
1 Grapefruit
150 g geräucherter Heilbutt
1 großer Apfel

Rucola verlesen, waschen, trocken schwenken und auf einen Teller geben. Petersilie waschen und fein hacken. Zwiebel schälen und hacken, mit der Petersilie auf den Rucola geben. Essig mit Öl und Brühe verrühren, mit Salz und Pfeffer würzen, über den Salat träufeln.
Grapefruit schälen, auch die innere weiße Haut entfernen. Filets aus den Zwischenhäuten herausschneiden und über den Salat geben. Den geräucherten Heilbutt in mundgerechte Stücke zerteilen. Den Apfel waschen, vierteln und vom Kerngehäuse befreien. In kleine Stücke schneiden und mit dem Heilbutt unter den Salat geben. 10 Minuten ziehen lassen.

Zubereitung: etwa 15 Minuten

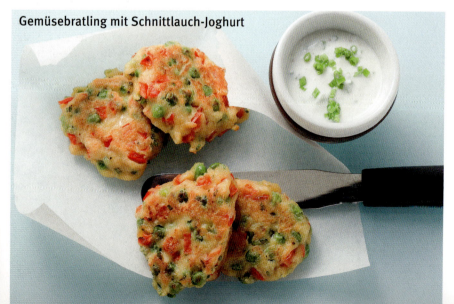

Gemüsebratling mit Schnittlauch-Joghurt

Hauptmahlzeiten 500 kcal

Kabeljau mit Lauchgemüse

100 g kleine festkochende Kartoffeln
1 Stange Lauch
1 EL Rapsöl
150 ml Gemüsebrühe
1/4 Bund glatte Petersilie
2 EL Mehl
Salz, Pfeffer
50 ml fettarme Milch
175 g Kabeljaufilet
20 g Frischkäse (0,2 Prozent Fett)
Muskat

Kartoffeln schälen und in wenig Salzwasser etwa 20 Minuten garen. Lauch putzen, längs einschneiden und sorgfältig waschen. In dünne Ringe schneiden und in 1 TL heißem Öl glasig dünsten. Mit Brühe ablöschen und bei geringer Hitze 10 Minuten einkochen lassen. Petersilie waschen, trocken schwenken und fein hacken. Mehl mit etwas Salz und Pfeffer vermengen, in eine flache Schüssel geben. Ebenso Milch in eine flache Schüssel geben. Kabeljaufilet wenn nötig entgräten und in Milch und Mehl wenden. In 1 TL heißem Öl von beiden Seiten je 1 Minute braten. Frischkäse mit der Petersilie unter den Lauch geben, kurz erhitzen, mit Salz, Pfeffer und Muskat würzen und mit dem Kabeljau und den Salzkartoffeln servieren.

Zubereitung: etwa 25 Minuten

Rinderschmorpfanne mit Bohnengemüse

100 ml Gemüsebrühe
50 ml Weißwein
40 ml Rotweinessig
1 Lorbeerblatt
1 TL getrockneter Thymian
1/2 TL Pfefferkörner
2 Gewürznelken
1 TL Zucker
180 g Rindfleisch (aus der Keule)
50 g Trockenpflaumen
1/2 TL frischer Rosmarin
1 Zwiebel
1 TL Olivenöl
Salz, Pfeffer
150 g Bohnen
1 TL Mehl
1 TL Rapsöl
50 ml fettarme Milch
Muskat
1 Stängel Bohnenkraut
1 Scheibe geräucherter Schinken

Brühe, Weißwein, Essig, Kräuter, Gewürzen und Zucker kräftig aufkochen und abkühlen lassen. Fleisch in 3 cm große Würfel schneiden und in der kalten Marinade einlegen, 10 Stunden marinieren. Pflaumen klein schneiden, Rosmarin waschen und die Nadeln fein hacken. Zwiebel schälen und ebenfalls fein hacken. Marinade durch ein Sieb gießen. Fleisch-würfel mit Küchenpapier abtrocknen und in heißem Öl in einem Topf anbräunen, Zwiebeln zugeben und mit Rosmarin, Salz und Pfeffer würzen, 2 Minuten unter ständigem Wenden braten, mit der Marinade ablöschen. Pflaumen zugeben und 30 Minuten schmoren.

Bohnen putzen, in leicht gesalzenem Wasser in etwa 15 Minuten bissfest garen, abgießen, abschrecken. Beiseite stellen. In einem kleinen Topf Mehl in heißem Öl kurz unter Rühren anrösten, mit Milch ablöschen und unter ständigem Rühren zum Kochen bringen. 1 Minute köcheln lassen, mit Salz, Pfeffer und Muskat würzen. Bohnen in der Sauce erwärmen. Bohnenkraut waschen, Blättchen hacken. Schinken in feine, kleine Streifen schneiden, mit dem Bohnenkraut zu den Bohnen geben. Sobald das Rindfleisch mürbe ist, mit Salz und Pfeffer würzen und mit dem Bohnengemüse servieren.

Zubereitung: etwa 45 Minuten plus Marinierzeit

Rezepte

Eingewickeltes Schweinefilet

150 g Schweinefilet
150 ml dunkler Traubensaft
2 EL Sojasauce
1 kleiner Kopf Rotkohl
1 EL Rapsöl
50 ml Gemüsebrühe
1 kleiner Apfel
Pimentpulver
Muskat
Salz, Pfeffer
1 EL Tomatenmark
1 EL Kokoscreme

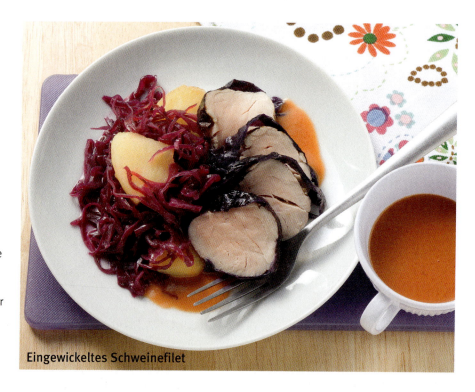

Eingewickeltes Schweinefilet

Filet in 100 ml Traubensaft und Sojasauce 30 Minuten einlegen. Äußere welke Rotkohlblätter entfernen, vier Blätter sorgfältig ablösen und in kochendem Salzwasser blanchieren. Trocken tupfen, jeweils die dicke Blattmittelrippe flach schneiden. Blätter dachziegelartig überlappend ausbreiten. Weitere Kohlblätter ablösen (insgesamt etwa 200 g), klein schneiden, in einem großen beschichteten Topf in 1 TL Öl kurz dünsten, mit 50 ml Traubensaft und Brühe ablöschen und zugedeckt insgesamt 60 Minuten bei geringer Hitze dünsten, gelegentlich umrühren. Bei Bedarf weitere Brühe zugießen.
Apfel schälen, putzen, vom Kerngehäuse befreien und in Schnitze schneiden, 35 Minuten vor Ende der Garzeit zum Rotkohl geben und zerfallen lassen, mit Piment, Muskat, Salz und Pfeffer würzen. Filet aus der Marinade nehmen, trocken tupfen, in 1 TL heißem Rapsöl von allen Seiten anbraten, auf die ausgebreiteten Rotkohlblätter legen, darin einwickeln, mit Holzspießen feststecken und in den letzten 20 Minuten Garzeit auf das Kohlgemüse legen und mitgaren.

Die Fleischmarinade mit Tomatenmark und Kokoscreme bei höchster Hitze einkochen und als Sauce zum Schweinefilet und dem Gemüse servieren.

Zubereitung: etwa 75 Minuten

Hauptmahlzeiten 500 kcal

Fleischragout mit Trauben

125 g Rindfleisch
1 Ei
1/4 TL Salz
3 TL Paprikapulver
3 EL Mehl
2 TL Rapsöl
1 dünne Lauchstange
1 Zwiebel
1 kleine Möhre
50 ml Traubensaft
100 g kernlose Weintrauben
1 EL Weißweinessig
1 EL Sojasauce
1/2 TL Tomatenmark

Rindfleisch in Würfel schneiden, mit Ei, Salz und Paprikapulver verrühren, portionsweise in Mehl wenden und in 1 TL Rapsöl braten, herausnehmen. Lauchstange putzen, längs einschneiden, waschen, in Scheiben schneiden. Zwiebel und Möhre schälen, würfeln und mit den Lauchringen in 1 TL Rapsöl unter Rühren 3 Minuten dünsten. Mit Traubensaft ablöschen und 5 Minuten garen. Weintrauben waschen, halbieren und zugeben. Essig, Sojasauce und Tomatenmark verrühren, zugeben und bei geringer Hitze einkochen lassen. Fleischwürfel in die Pfanne geben, erhitzen und servieren.

Zubereitung: etwa 25 Minuten

Seelachs mit Karottengemüse

250 ml Gemüsebrühe
30 g Langkornreis
200 g kleine Karotten
2 TL Rapsöl
Salz, Pfeffer
1 TL Honig
20 g Paniermehl
1 Ei (getrennt)
200 g Seelachsfilet
2 EL Fischfond
1/2 TL Zucker

Die Hälfte der Brühe aufkochen, Reis darin 25 Minuten quellen lassen. Karotten schälen und in dünne Scheiben schneiden, in 1 TL Öl etwa 5 Minuten dünsten, mit Salz, Pfeffer und Honig würzen, mit restlicher Brühe ablösen und zugedeckt 10 Minuten ziehen lassen. Paniermehl auf einen flachen Teller geben. Eiweiß in einem tiefen Teller leicht aufschlagen. Fisch salzen, in Eiweiß, dann in Paniermehl wenden, Panade gut andrücken. Fisch in einer beschichteten Pfanne im restlichen Rapsöl bei mittlerer Hitze von beiden Seiten je etwa 5 Minuten braten. Fischfond mit 50 ml heißem Wasser, Zucker und Eigelb in einer Schüssel kräftig aufschlagen, mit Salz und Pfeffer würzen und mit Reis und Karotten zum Fisch servieren.

Zubereitung: etwa 30 Minuten

Champignon-Lauch-Pfanne

1 kleine, dünne Lauchstange
200 g Champignons
75 g geräucherter Schinken
1 TL Rapsöl
30 g Basmatireis
50 ml Apfelsaft
100 ml Gemüsebrühe
1 TL heller Aceto balsamico
Salz, Pfeffer
200 ml Apfelsaft

Lauch putzen, längs einschneiden, gründlich waschen und in sehr dünne Röllchen scheiden. Pilze putzen und in kleine Stücke schneiden. Schinken in Streifen schneiden, in heißem Öl ausbraten. Basmatireis, Lauch und Pilze zugeben und unter Rühren 3 Minuten bei mittlerer Hitze dünsten, mit Apfelsaft, Brühe und Aceto ablösen und zugedeckt 15 Minuten bei geringer Hitze garen lassen. Mit Salz und Pfeffer kräftig würzen. Zur Champignon-Lauch-Pfanne passt gut ein Glas Apfelsaft.

Zubereitung: etwa 30 Minuten

Rezepte

Rezepte

Räucherforelle im Birnen-Rucola-Salat

40 g Rucola
100 g geräuchertes Forellenfilet
1 kleine reife Birne
1 TL Zitronensaft
1 EL Walnussöl
3 EL Apfelsaft
100 g Frischkäse (0,2 Prozent Fett)
1/2 TL Meerrettich aus dem Glas
Salz, Pfeffer
2 Scheiben dünnes Knäckebrot
200 ml Apfelsaft

Rucola putzen, verlesen, waschen und trocken schwenken. Forellenfilet wenn nötig entgräten und in dünne Streifen schneiden. Birne waschen, vierteln, vom Kerngehäuse befreien und in dünne Spalten schneiden, mit dem Zitronensaft vermengen. Öl mit Apfelsaft, 50 g Frischkäse und Meerrettich verrühren, mit Salz und Pfeffer würzen. Rucola, Fisch und Birnenspalten zugeben, durchmischen. 10 Minuten durchziehen lassen.
Knäckebrot mit restlichem Frischkäse bestreichen, mit Salz und Pfeffer würzen. Mit einem Glas Apfelsaft zum Salat genießen.

Zubereitung: etwa 30 Minuten

Radicchio-Salat mit Birnen und Linsen

80 g rote Linsen
1 große Birne
2 Scheiben dünn geschnittener Räucherschinken
1 sehr kleiner Radicchio
1 EL Walnussöl
1 EL heller Aceto balsamico
Salz, Pfeffer
Currypulver

Linsen über Nacht einweichen, abgießen und in wenig Wasser in 5 Minuten garen. Birne waschen, vom Kerngehäuse befreien und in kleine Würfel schneiden. Am Ende der Kochzeit zu den heißen Linsen geben. Abkühlen lassen und überschüssiges Wasser abgießen.
Schinken in hauchdünne Streifen schneiden, Radicchio vom Strunk befreien, waschen, in mundgerechte Stücke brechen, mit Schinkenstreifen, Öl, Aceto, Salz, Pfeffer und Currypulver zu den Linsen geben, 15 Minuten ziehen lassen.

Zubereitung: etwa 25 Minuten plus Einweichzeit

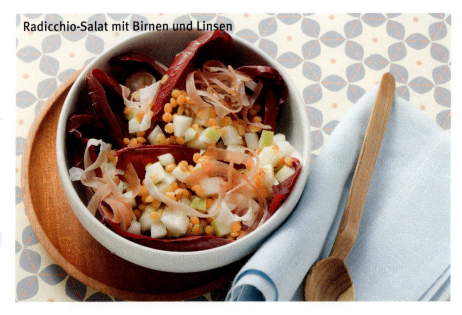

Radicchio-Salat mit Birnen und Linsen

Hauptmahlzeiten 500 kcal

Putenbrust-Salat mit Melone und Lauch

200 g Putenbrust
100 ml Ananassaft
1/2 Netzmelone
1 Lauchstange
2 EL Magermilch-Joghurt
1 EL Salatcreme
Salz, Pfeffer
Mildes Currypulver
200 ml Orangensaft

Putenbrust in Salzwasser garen, kurz abkühlen lassen, in mundgerechte Stücke schneiden und gründlich mit Ananassaft vermengen.
Melonenhälfte von den Kernen befreien, halbieren und das Fruchtfleisch von der Schale lösen, in kleine Würfel schneiden. Lauchstange putzen, die dunkelgrünen Blattenden abschneiden, Stange längs einschneiden, sorgfältig waschen und in sehr dünne Ringe schneiden. Mit Melonenstücken, Joghurt und Salatcreme unter das Putenfleisch geben, mit Salz, Pfeffer und Currypulver würzen und 1 Stunde durchziehen lassen.
Dann zusammen mit einem Glas Orangensaft servieren.

Zubereitung: etwa 90 Minuten

Sauerkraut-Rösti

150 g Sauerkraut aus der Dose
100 g festkochende Kartoffeln
1 kleiner Apfel
1 Ei
3 EL Vollkornmehl
50 g Zwiebeln
1/4 Bund Schnittlauch
100 g Frischkäse (0,2 Prozent Fett)
2 EL Apfelsaft
Salz, Pfeffer
Muskat
1 EL Rapsöl

Sauerkraut gut ausdrücken. Kartoffeln und Apfel schälen, Apfel vom Kerngehäuse befreien und mit der Kartoffel grob raspeln, unter das Sauerkraut geben. Ei mit Mehl und wenig Salz verrühren. Zwiebel schälen und fein hacken, mit der Teigmasse unter das Sauerkraut mengen und 30 Minuten quellen lassen. Schnittlauch waschen, trocken schwenken und fein hacken. Frischkäse mit Apfelsaft, Schnittlauch, Salz, Pfeffer und Muskat verrühren. In einer beschichteten Pfanne aus dem Sauerkrautteig jeweils in wenig heißem Rapsöl 4 Puffer braten. Mit der Schnittlauchsauce servieren.

Zubereitung: etwa 55 Minuten

Lachs auf Paprikastreifen

100 g Kartoffeln
1 große rote Paprikaschote
100 ml Hühnerbrühe
1 kleine Knoblauchzehe
1 TL Olivenöl
150 g Lachsfilet
3 TL Zitronensaft
1 ganz kleiner Zweig Rosmarin
2 TL Ajvar
Salz, Pfeffer
200 ml Apfelsaft

Kartoffeln waschen, schälen und in wenig Salzwasser etwa 25 Minuten kochen. Paprikaschote halbieren, waschen, von Kernen und weißen Innenhäuten befreien und in schmale Streifen schneiden. In der Brühe etwa 5 Minuten garen.
Knoblauch schälen und klein hacken. Olivenöl in einer Pfanne erhitzen, Knoblauch darin dünsten. Lachsfilet mit Zitronensaft säuern und in der heißen Pfanne von beiden Seiten je 2 Minuten braten.
Rosmarin waschen, die Nadeln grob hacken. Paprikastreifen aus dem Sud nehmen, mit Salz, Pfeffer und wenig Rosmarin würzen, das Filet darauf legen. Ebenfalls mit Salz und Pfeffer würzen, mit Ajvar und Rosmarin dekorieren. Mit den Salzkartoffeln und dem Apfelsaft servieren.

Zubereitung: etwa 30 Minuten

Rezepte

Rezepte

Pangasiusfilet mit buntem Gemüsereis

200 g Pangasiusfilets (TK)
1 Stange Staudensellerie
1 kleine rote Paprika
1 Schalotte
2 TL Rapsöl
30 g Basmatireis
150 ml Gemüsebrühe
10 g Pinienkerne
1 EL süßer Senf
1 TL Apfelessig
1/4 TL getrockneter Thymian
Salz, Pfeffer
1 TL Zitronensaft

Pangasiusfilet auftauen. Staudensellerie waschen, putzen und in dünne Scheiben schneiden. Paprika halbieren, waschen, von Kernen und weißen Innenhäuten befreien, in kleine Würfel schneiden. Schalotte schälen und fein hacken, in 1 TL heißem Rapsöl dünsten, Selleriescheiben und Basmatireis zugeben und 1 Minute unter Rühren mitdünsten, mit Brühe ablöschen. Paprika zugeben und 15 Minuten bei geringer Hitze mitgaren lassen. Pinienkerne in einer Pfanne ohne Fett leicht bräunen.
Senf mit 1 EL Kochflüssigkeit, Essig, Thymian, wenig Salz und Pfeffer verrühren. Gemüsereis abtropfen lassen und mit der Sauce verrühren. Warm stellen.

1 TL Rapsöl in einer beschichteten Pfanne erhitzen. Aufgetautes Filet trocken tupfen, jeweils 2 Minuten pro Seite im Öl braten, mit Salz, wenig Pfeffer und Zitronensaft würzen. Mit dem warmen Gemüse und mit Pinienkernen bestreut servieren.

Zubereitung: etwa 40 Minuten

Filetsteak mit Orangensauce und Rosenkohl

10 g Ingwer
1 Knoblauchzehe
1/2 TL brauner Zucker
1 TL Sojasauce
50 g Orangenmarmelade
1/2 TL scharfer Senf
Chilipulver
5 EL dunkles Bier
100 g Rinderlende
50 g Frischkäse (0,2 Prozent Fett)
200 g Rosenkohl
50 ml Brühe
50 g gekochter Schinken
Salz, Pfeffer
Muskat
1 TL Olivenöl

Ingwer und Knoblauch schälen, fein hacken und mit Zucker, Sojasauce, Orangenmarmelade, Senf, einer Prise Chilipulver und Bier mixen. Fleisch darin 6 Stunden einlegen. Aus der Marinade nehmen

und auf Küchenpapier abtropfen lassen. Marinade bei höchster Hitze einkochen, mit Frischkäse verrühren, bei geringer Hitze weiter warm halten, aber nicht mehr kochen lassen.
Rosenkohl putzen, äußere Blätter entfernen und in wenig Brühe etwa 10 Minuten bei geringer Hitze garen, Schinken in Streifen schneiden, zum Rosenkohl geben, mit Salz, Pfeffer und etwas Muskat würzen. Fleisch in heißem Öl von jeder Seite ungefähr 4 Minuten braten, mit Salz und Pfeffer würzen und mit der Sauce zum Rosenkohl servieren.

Zubereitung: etwa 30 Minuten
plus Marinierzeit

Jägerschnitzel mit Rotkohl-Orangen-Salat

100 g Rotkohl
100 ml Orangensaft
1 EL Aceto balsamico
1 Orange
1 EL Preiselbeergelee
1/4 TL gekörnte Brühe
Nelkenpulver
Salz, Pfeffer
1 kleine Zwiebel
60 g Champignons
150 g Schweineschnitzel
Paprikapulver

Hauptmahlzeiten 500 kcal

1 EL Weißmehl
1 EL Rapsöl
50 g Frischkäse (0,2 Prozent Fett)

Rotkohl putzen, die großen Blätter entfernen (sie eigenen sich für das Eingewickelte Schweinefilet von Seite 102). Rest halbieren, vom Strunk befreien und sehr fein hobeln oder raspeln. Orangensaft und Aceto erhitzen, über den Rotkohl gießen und mit einem Holzlöffel sehr weich stampfen. Orange schälen, vollständig von der weißen Innenhaut befreien und die Filets aus den Häuten schneiden. Mit dem Preiselbeergelee unter den Rotkohl geben. Mit wenig gekörnter Brühe, Nelkenpulver, Salz und Pfeffer würzen. 30 Minuten durchziehen lassen.
Zwiebel schälen und klein schneiden. Pilze trocken abreiben, putzen und in Scheiben schneiden. Schnitzel mit Salz, Pfeffer und Paprikapulver würzen, in Mehl wenden und im heißen Öl von beiden Seiten je 5 Minuten braten. Herausnehmen, warm stellen und im Bratenfett Zwiebelwürfel dünsten, Pilzscheiben zugeben und Frischkäse unterrühren. 2 Minuten bei geringer Hitze einkochen. Mit Salz und Pfeffer würzen. Schnitzel mit der Sauce und dem Salat servieren.

Zubereitung: etwa 55 Minuten

Karibik-Schweineschnitzel

1 Knoblauchzehe
1/2 kleine Mango
3 EL Traubensaft
40 g Orangenmarmelade
1 EL Sojasauce
1 EL Walnussöl
1 TL Zucker
1/2 TL mildes Currypulver
150 g Schweineschnitzel
80 ml Gemüsebrühe
30 g Basmatireis

Backofen auf 180 Grad vorheizen. Knoblauch schälen, sehr fein hacken. Mangohälfte schälen, feine Scheiben vom Stein abschneiden und zerdrücken, mit Knoblauch, 1 EL Traubensaft, Orangenmarmelade, Sojasauce, Öl, Zucker und Currypulver zu einer glatten Paste verrühren. Schnitzel an der Seite vorsichtig aufschneiden, so dass eine Tasche entsteht. Mit der Currypaste füllen, die übrige Paste dick auf das Schnitzel streichen, in eine Auflaufform geben und im Ofen 20 Minuten garen.
Brühe mit 2 EL Traubensaft aufkochen, Reis zugeben, bei geringer Hitze geschlossen etwa 20 Minuten quellen lassen. Mit Salz und Pfeffer würzen. Zusammen mit dem Schnitzel servieren.

Zubereitung: etwa 35 Minuten

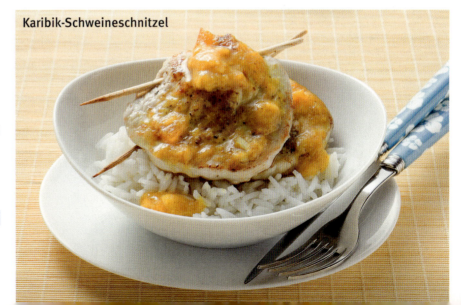

Karibik-Schweineschnitzel

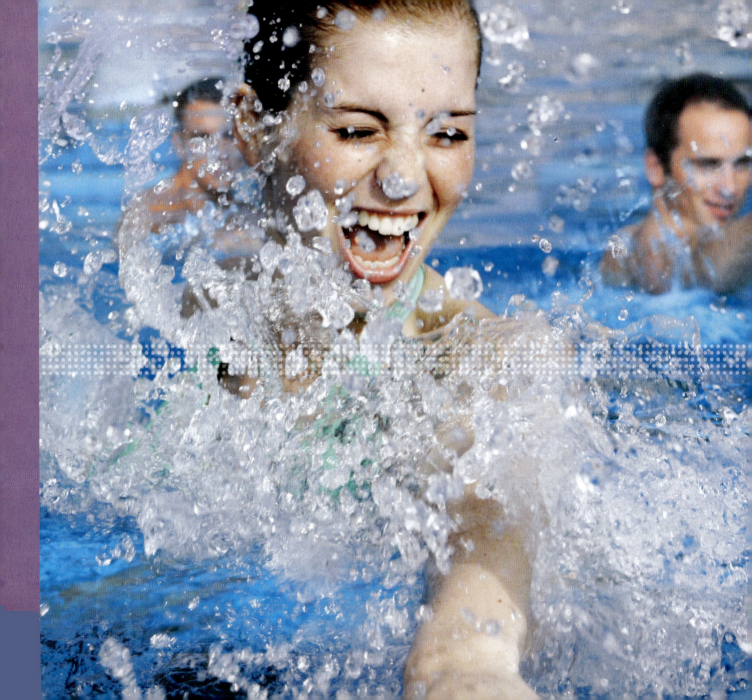

Abnehmen macht mit Sport erst Spaß

Sportmodule – das Angebot für Ihre Fitness

Mit mehr Sport schießen Sie Ihre Speckröllchen ins Aus: Bewegung, Aktivität und Fitness sind die wahren Fettverbrenner. Sie verschleudern Kalorien, motivieren zum Weitermachen und sichern den Abnehmerfolg. Verschiedene Sportarten und Übungsprogramme bieten Ihnen die ganze Vielfalt an Möglichkeiten. Finden Sie den richtigen Mix für sich heraus – und die Pfunde purzeln.

Das flexible Sportprogramm – die beste Hilfe
zum 5-Kilo-weg-Ziel

Sport und Ernährung ergänzen sich

Auch größte Bewegungsmuffel sollten darüber nachdenken, ihren Abspeck-Bemühungen mit Sport etwas mehr Schwung zu verleihen. Die 5 Kilo werden dann nicht nur schneller verschwinden, sondern Sie werden auch fitter, straffer, kraftvoller und ausgeglichener aus der Diät hervorgehen.

Sport, der Abnehm-Aktivator

Natürlich erschwert jedes überflüssige Pfund den Spaziergang, beeinträchtigt die Kilometerleistung beim Radfahren und verlangsamt die Schwimmbewegungen. Doch wer beim Abnehmen zu den Sportschuhen greift, will keine Rekorde. Es kommt weniger darauf an, wie schnell Sie sich während des »5-Kilo-weg«-Programms bewegen. Dass Sie es tun, kann

aber entscheidend für den Erfolg sein. Schon beim ersten Mal bringt Sie die Bewegung auf andere Gedanken, weg von Appetitgelüsten. Nach wenigen Tagen, wenn Sie regelmäßig üben, merken Sie, wie gut Sie sich damit aufmuntern können. Ihr Kopf wird frei, Sie nehmen Ihren Körper wieder mehr wahr, Sie entdecken, dass es auch schön sein kann, sich auszupowern und erschöpft zu sein. Bei vielen stellt sich dabei ein echtes Glücksgefühl ein, das noch Stunden nach dem Sport für gute Laune sorgt. Gute Laune macht auch das Wissen um all die verbrannten Kalorien und das neu erlebte Körpergefühl.

Schon nach kurzer Zeit, noch bevor die Waage Ihnen große Erfolge meldet, merken Sie, dass die Bewegungen weniger Kraft kosten. Sie haben mehr Power und fühlen sich besser. Denn wenn das Fett geht, kommt die Fitness! Und die können Sie für immer behalten.

Denn am Schluss haben Sie nicht nur Fett verloren, sondern auch Muskeln gewonnen. Die sorgen neben der schlanken Taille für einen straffen Bauch und einen knackigen Po. Aber damit nicht genug: Ihre inneren Kraftstoffzellen verbrennen Fette, sogar noch im Schlaf. Je mehr Muskeln, desto geringer ist daher das Risiko für neue Fettpölsterchen.

Achtung, Anfänger!

Gerade wenn das Übergewicht Gelenke belastet und Gefäße geschädigt hat, fragen Sie bitte Ihren Arzt, ob die von Ihnen ausgewählte Sportart Ihren Körper in Form bringt – oder in Schwierigkeiten. So könnte Joggen auf die Knie gehen oder Tennis zusätzlich das Herz belasten. Ideal selbst bei schwerer Adipositas sind dagegen Schwimmen, Radfahren oder Nordic Walking. Niemand sollte zu schnell zu viel von sich fordern.

Eine Pulsuhr überwacht die Leistung. Anfänger bleiben bei etwa 130 Schlägen pro Minute – auch damit der Muskelkater am nächsten Tag nicht das weitere Training in Frage stellt. Optimal wäre es, sich gerade als Anfänger die ersten Schritte von einem erfahrenen Trainer zeigen zu lassen.

Die richtige Sportart für Sie

Die Steckbriefe auf den nächsten Seiten helfen Ihnen, sich die Sportarten herauszusuchen, die Ihnen besonders geeignet erscheinen. In den darauf folgenden Seiten finden Sie Übungsfolgen nicht nur zum Aufwärmen und Dehnen, sondern auch für das Training daheim. Sie sind ein guter Einstieg für Übergewichtige, die sich den vermeintlich kritischen Blicken der anderen beim Sport nicht aussetzen wollen. Außerdem können sie eine

---

→ Bündeln erlaubt

Je nach dem von Ihnen gewählten Abnehmprogramm reichen manchmal schon 30 Minuten Sport pro Tag aus. Sie können diese Zeiten auch bündeln und Ihren Fitness-Part mit 60 Minuten alle zwei Tage absolvieren.

---

gute Ergänzung für das Training draußen oder im Studio sein. Der Kalorienverbrauch ist für jede Sportart und auch zu jeder der Übungsfolgen genau angegeben. So lässt sich schnell und flexibel das Sportprogramm festlegen, das zu Ihrem 5-Kilo-Weg passt.

Power-Sport

Je intensiver man eine Sportart betreibt, umso mehr Kalorien verbraucht man dabei natürlich auch. Beim so genannten Power-Sport wird dem Körper viel abverlangt, im Schnitt 800 kcal pro Stunde. Das ist nichts für Anfänger, aber für Sportler oder auch ehemalige Leistungssportler eine durchaus realistische Herausforderung. Einziger, aber stark motivierender Vorteil: der schnelle Abnehmerfolg.
Als Power-Sportart stehen beispielsweise Radfahren, Joggen und Schwimmen zur Wahl, die dann besonders intensiv betrieben werden.

Fitness-Sport

Diese Intensität ist auch für gesunde Anfänger geeignet. Es werden etwa 600 kcal pro Stunde verbrannt, wobei Sie auch hier zwischen verschiedenen Sportarten wählen können.

Freizeit-Sport

Dies ist eigentlich eher angenehme Bewegung als Sport – gemütliches Radeln mit der Familie, vergnügliches Skaten oder leichtes Schwimmen im See. Sie verbrauchen weniger Kalorien, halten dafür aber länger durch.

Kombinieren Sie

Sie können alle hier geschilderten Angebote nach Lust und Laune miteinander kombinieren. Wichtig ist nur, dass Sie auf die angepeilte Gesamtkalorienzahl kommen, je nachdem, welches Wochen-Programm Sie gewählt haben.
Verbinden Sie die Übungsmodule aus diesem Kapitel mit jeweils einer Einheit Power-Sport im Schwimmbad oder mit Inline-Skaten auf Fitness-Niveau. Alle nötigen Zahlen hierzu finden Sie auf den folgenden Seiten.

→ Eiserne Regel

Vor dem Sport müssen Sie die Muskeln aufwärmen und nach dem Sport dehnen. Das bewahrt vor Verletzungen und allzu heftigem Muskelkater. Wie's geht sehen Sie ab Seite 122 und 136.

Sport-Steckbriefe

Jogging

Joggen gehört seit Jahren zu den populärsten Sportarten, die quer durch alle Bevölkerungsschichten und Altersgruppen betrieben wird. Als Ausdauer-Sportart trainiert sie Herz und Kreislauf. Gleichzeitig fördert die Bewegung in der Natur bei vielen die seelische Gesundheit. Gefordert werden vor allem Beine und Po.

Kalorienverbrauch pro Stunde

als Power-Sport:
zügiges Joggen,
etwa 10 km/h — 800 kcal

als Fitness-Sport:
leichtes Joggen,
etwa 8 km/h — 600 kcal

Aufwand
Absolut gering, joggen kann man überall und jederzeit. Benötigt werden nur gute Joggingschuhe.

Organisation
Problemlos. Es sind weder Hallen, noch Vereine oder Sportstätten nötig. Bei schlechtem Wetter oder für die Abend- und Nachtstunden bieten sich Laufbänder in Fitness-Studios an.

Unterricht
Eher selten. Er ist aber wegen der Verletzungsgefahr unbedingt anzuraten.

Kosten
Relativ gering. Laufschuhe sollten nach eingehender Beratung im Fachhandel gekauft werden. Wer auf einem Laufband trainieren will, muss Fitness-Studio-Gebühr beziehungsweise Kosten des Laufbandes für zu Hause dazurechnen.

Verletzungsrisiko
Relativ hoch. Beim Laufen erfolgen starke Stöße auf Fuß-, Knie- und Hüftgelenke, die zu Schmerzen und sogar Abnutzungserscheinungen führen können. Auch Zerrungen, Stürze und Verstauchungen können vorkommen. Wer keine Erfahrung hat, sollte sanft beginnen, am besten mit Trainer!

Eignung zum Abnehmen
Bedingt sehr gut geeignet. Der hohe Kalorienverbrauch macht Joggen zu einem guten Fatburner – allerdings belasten gerade Übergewichtige durch ihr eigenes Körpergewicht beim Laufen die Gelenke um ein Vielfaches. Ihnen wird vom Joggen eher abgeraten. Der Vorteil für viele Übergewichtige: Sie können dort laufen, wo sie kaum beobachtet werden. Wenn Übergewichtige mit dem Joggen beginnen, sollten Sie sich zuerst von einem Trainer beraten lassen.

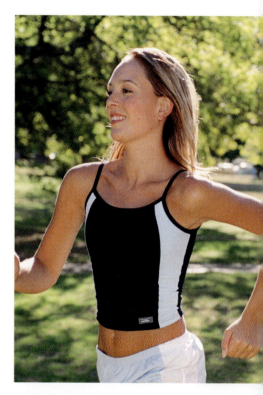

→ Tipp

Um beim Lauf allzu starke Belastungen der Gelenke zu vermeiden, sind unbedingt gut angepasste Schuhe nötig. Joggen Sie auf weichem Grund, nicht auf gepflasterten Wegen und Straßen.

Sport-Steckbriefe

Radfahren

Radfahren kann eigentlich jeder, und fast jeder besitzt ein Fahrrad. Viele nutzen diesen Sport für den Weg zur Arbeit oder auch »nur« zur nächsten Haltestelle. Vom Rad aus lässt sich die Natur erleben, es verleiht einfach mehr Lebensfrische. Radfahren ist eine effektive Ausdauer-Sportart, die Herz und Kreislauf stärkt. Trainiert werden vor allem die Beine.

Kalorienverbrauch pro Stunde

als Power-Sport:
sehr zügiges Radfahren,
etwa 25 km/h — 800 kcal

als Fitness-Sport:
normales Radfahren,
etwa 15 km/h — 600 kcal

als Freizeit-Sport:
vergnügliche Radtour — 400 kcal

Aufwand
Absolut gering. Radfahren kann man jederzeit und überall – auf dem Weg zur Arbeit in der Stadt ebenso wie in der Freizeit auf ebenen Wegen oder in der Hügellandschaft. Benötigt wird neben dem Rad an sich nur ein Helm.

Organisation
Problemlos. Man braucht weder Hallen, noch Vereine oder Sportstätten. Bei schlechtem Wetter oder für die Abend- und Nachtstunden bieten sich Spinning-Räder in Fitness-Studios an.

Unterricht
Eher selten, da fast jeder Rad fahren kann.

Kosten
Relativ gering. Ein Fahrrad ist meist vorhanden. High-Tec muss nicht sein.

Verletzungsrisiko
Relativ gering, vorausgesetzt dass ein Helm getragen wird. Außerdem sollten die Höhe des Sattels und die Lenkerposition am besten vom Fachmann korrekt eingestellt werden.

Eignung zum Abnehmen
Hervorragend geeignet. Der je nach Fahrleistung mittlere bis hohe Kalorienverbrauch macht Radfahren zu einem guten Fatburner. Die Bewegung der Knie ist rund und dadurch wenig belastend. Das Fahrrad trägt das Körpergewicht. Außer auf sehr unebenem Gelände sind die Erschütterungen auf die Wirbelsäule allgemein gut verträglich (siehe auch Tipp). Ein weiterer Vorteil: Das Radfahren lässt sich gut in den Tagsablauf mit einbauen.

> **→ Tipp**
>
> Beim Radfahren sollte der Oberkörper bei leicht gebeugten Armen etwa 45 Grad nach vorn geneigt sein, um den Rücken zu entlasten. Außerdem ermöglichen so genannte Multipositionsbügel, also Lenker mit meist nach innen verlaufenden Biegungen, die Sitzposition leicht zu verändern, um Handgelenke, Arme und Rücken nicht einseitig zu belasten.

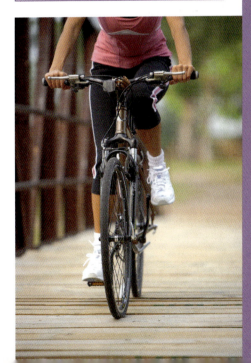

Übungen

Sport-Steckbriefe

Schwimmen

Viele lernen das Schwimmen schon in der frühen Kindheit, und in kaum einer Stadt fehlt ein Schwimmbad oder Hallenbad. Schwimmen zählt zu den beliebtesten Sportarten über alle Altersgruppen hinweg, es hat einen hohen Freizeit- und Erholungswert. Es stärkt sämtliche Muskelgruppen, fördert die Durchblutung und hält Herz und Kreislauf fit.

Kalorienverbrauch pro Stunde

als Power-Sport:
sehr zügiges Kraulen,
etwa 75 m/min   800 kcal

als Fitness-Sport:
normales Brustschwimmen   600 kcal

als Freizeit-Sport:
vergnügliches Schwimmen
im See   400 kcal

Aufwand
Absolut gering, kann in jedem Schwimm- oder Hallenbad betrieben werden, im Sommer bieten sich Seen an. Es ist die ideale Sportart für den Urlaub. Benötigt wird nur Badebekleidung und eventuell eine gut sitzende Schwimmbrille.

Organisation
Relativ problemlos. Es gibt überall viele Schwimm- und Hallenbäder, im Sommer auch Badeseen.

Unterricht
Eher selten, da fast jeder schwimmen kann, Nichtschwimmer sollten einen Schwimmkurs besuchen.

Kosten
Relativ gering. Aber der Eintritt fürs Schwimmbad kann sich summieren.

Verletzungsrisiko
Fast kein Verletzungsrisiko, außer bei Überlastung und fehlendem Aufwärmen. Gelenkbelastungen nur bei falscher Technik, beispielsweise falschem Beinschlag beim Brustschwimmen.

Eignung zum Abnehmen
Hervorragend geeignet. Belastet kaum die Gelenke, da der Auftrieb den Körper trägt und das Wasser zu sanft gleitenden Bewegung verhilft. Doppelter Abnehmeffekt durch die Bewegung und den höheren Energieaufwand, da der Körper im kälteren Wasser Wärme verliert.

→ Tipp

Beim Brustschwimmen sollten Sie vermeiden, längere Zeit den Kopf nach oben zu strecken. Besser ist es, ihn ins Wasser einzutauchen. Um dabei die Augen vor dem gegebenenfalls gechlorten Wasser zu schützen, empfiehlt sich das Tragen einer Schwimmbrille.

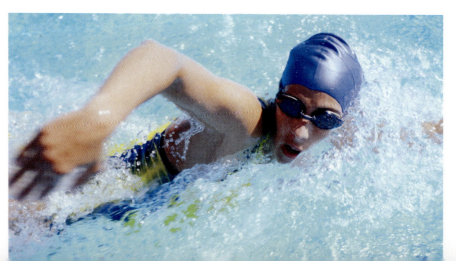

Sport-Steckbriefe

Nordic Walking

Eine echte Trend-Sportart, die in den letzten Jahren viele Anhänger gefunden hat. Sie trainiert durch die Armbewegungen mehr Muskeln als das reine Joggen oder Walken und kräftigt so auch Schultern und Oberarme. Der Einsatz der Stöcke entlastet die Gelenke. Beim Nordic Walking werden, wie beim Schwimmen, fast alle Muskeln im Körper eingesetzt. Weil es bei korrekter Technik zu keiner Überlastung kommen kann, ist es ideal für Sport-Neulinge. Insgesamt ein gutes Ausdauertraining für Herz und Kreislauf.

Kalorienverbrauch pro Stunde

als Fitness-Sport:
normales Nordic Walking,
etwa 8 km/h   600 kcal

als Freizeit-Sport:
vergnügliche Nordic-
Walking-Tour   400 kcal

Aufwand
Hält sich in Grenzen. Nordic Walking kann überall und jederzeit betrieben werden, wo Sie ein bisschen Grün finden. Benötigt werden in jedem Fall gute Laufschuhe und die speziellen Stöcke.

Organisation
Problemlos, denn weder Hallen, Vereine noch Sportstätten werden benötigt. Bei schlechtem Wetter hilft entsprechende Kleidung, sich vor Kälte oder Regen zu schützen.

Unterricht
Unbedingt empfehlenswert, um Verletzungen und Fehlbelastungen zu vermeiden.

Kosten
Sind nicht allzu hoch. Bei den Stöcken sollten Sie auf gute Qualität und die Beratung aus dem Fachhandel vertrauen. Einen Einsteigerkurs können Sie bei Volkshochschulen oder im Sportstudio buchen.

Verletzungsrisiko
Relativ gering, vorausgesetzt natürlich die Technik stimmt.

Eignung zum Abnehmen
Hervorragend geeignet: hoher Kalorienverbrauch ohne große Gelenkebelastung, außerdem als Sport für bislang unsportliche Anfänger zu empfehlen.
Kann außerdem unabhängig von äußeren Gegebenheiten gut in den Tagesablauf eingeplant werden.

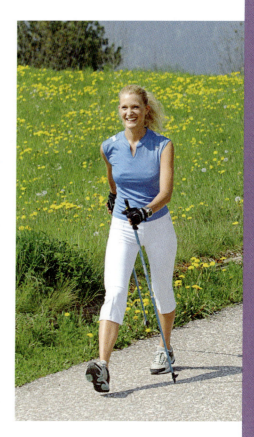

→ Tipp
Richtgröße für den idealen Stock: Der Schlaufenausgang am Stock sollte in Bauchnabelhöhe sein.

115

Sport-Steckbriefe

Inline Skating

Eine dynamische Sportart mit hohem Spaßfaktor und großer Fangemeinde. In Großstädten finden oft gut besuchte Inline-Skate-Abende, so genannte Blade-Nights statt. Bein- und Pomuskulatur werden trainiert, doch die Gelenke werden durch den gleitenden Bewegungsablauf nur wenig belastet.

Kalorienverbrauch pro Stunde	
als Fitness-Sport:	
sportlich-schnelles Skaten	600 kcal
als Freizeit-Sport:	
vergnügliches Skaten	400 kcal

Aufwand
Relativ gering, Inline Skating kann überall und jederzeit betrieben werden. Benötigt werden die Skates, ein Helm und Schutzausrüstung für Handgelenke, Ellenbogen und Knie – und eine möglichst ebene Asphaltstrecke.

Organisation
Problemlos, es werden weder Hallen, noch Sportstätten benötigt. Bei Regenwetter vergrößert sich allerdings die Sturzgefahr.

Unterricht
Inline Skating ist technisch anspruchsvoll, insbesondere das Bremsen auf Inlinern ist recht schwer zu erlernen, wodurch sich eine hohe Sturz- und Verletzungsgefahr ergibt. Daher empfehlen sich dringend ein paar Stunden Unterricht, wenn Sie noch keine Erfahrung haben.

Kosten
Halten sich in Grenzen, gute Skates, ein Helm und Schutzausrüstung für Handgelenke, Ellenbogen und Knie sind notwendig und in unterschiedlichen Preiskategorien erhältlich.

Verletzungsrisiko
Relativ hoch, gerade Anfänger erleiden oft Prellungen an Knien, Armen oder Händen, daher sollten Einsteiger einen Kurs absolvieren. Außerdem: immer Schutzbekleidung tragen!

Eignung zum Abnehmen
Gut geeignet, die Gelenke werden durch die gleitende Bewegung geschont, der Abnehmeffekt ist je nach Intensität relativ hoch. Und das bei einem ziemlich hohen Spaßfaktor. Viele können die Inliner auch als Fortbewegungsmittel in ihren Alltag einbauen. Vielleicht können Sie damit sogar zur Arbeit rollen.

> **→ Tipp**
>
> Üben Sie die ersten Stunden nach dem Unterricht auf ebenem Gelände ohne Straßenverkehr, um ein Gefühl für die neue Bewegung zu bekommen und das Bremsen zu lernen.

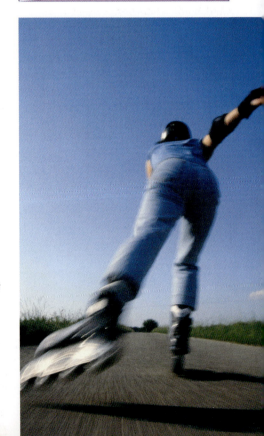

Sport-Steckbriefe

Aerobic

Seit 20 Jahren im Trend: die Powertanz-Fitness zu rhythmischer Musik. Zwar gibt es viele Videos für zuhause, doch so richtig Spaß kommt erst auf, wenn Aerobic in der Gruppe geübt wird, angeleitet durch einen Trainer. Unterschiedliche Formen wie Step-Aerobic, Box-Aerobic oder Dance-Aerobic haben sich inzwischen entwickelt und werden überall in Volkshochschul-Kursen und Sportstudios angeboten. Dank der vielen verschiedenen Formen kann man mit Aerobic den ganzen Körper trainieren, formen und straffen.

Kalorienverbrauch pro Stunde	
als Fitness-Sport:	600 kcal
als Freizeit-Sport: vergnügliche rhythmische Gymnastik	400 kcal

Aufwand
Gering, wenn man zu Hause vor dem Fernseher mit einem Video übt. Etwas höher bei einer Kursteilnahme, da man sich auf feste Termine festlegt und natürlich auch zum Studio oder zur Turnhalle fahren muss.

Organisation
Relativ problemlos, da es ein großes Angebot an Kursen gibt.

Unterricht
Aerobic wird immer von einem Trainer angeleitet. Es gibt Anfängerkurse, in denen man zunächst einmal die Grundschritte kennen lernt.

Kosten
Mäßig, es fallen Kurskosten an, zudem braucht man Sportschuhe.

Verletzungsrisiko
Abhängig von der Qualität des Trainers, bei hoher Belastung der Gelenke durch die falsche Technik können Gelenkprobleme entstehen.

Eignung zum Abnehmen
Bedingt geeignet. Übergewichtige müssen vorsichtig sein, dass sie ihre Gelenke bei den rhythmischen Bewegungen nicht zu stark beanspruchen. Ein verantwortungsbewusster, gut ausgebildeter Trainer wird dazu spezielle Hinweise geben. Die Gruppe kann motivierend wirken, führt aber bei Übergewichtigen manchmal auch zu Frust, da sie sich so offen in Aktion zeigen müssen.

→ Tipp
Besuchen Sie einen Fatburner-Kurs. Er besteht ebenfalls aus vielen Aerobic-Elementen, ist aber speziell für Abnehmwillige konzipiert.

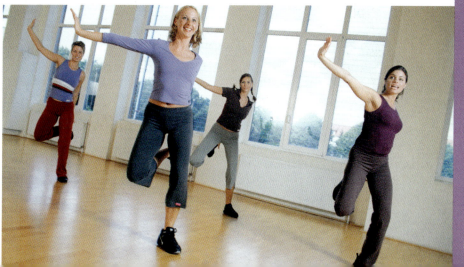

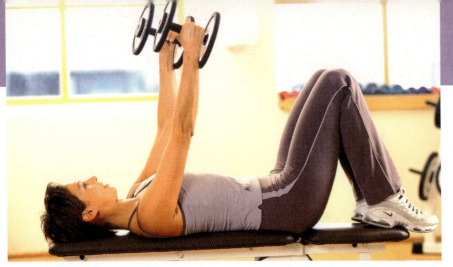

Krafttraining

Abnehmwillige möchten Fett verbrennen und nicht Muskeln aufbauen. Doch Krafttraining macht durchaus Sinn, denn Muskeln verbrennen viel Fett. Und beim Training selbst werden auch Kalorien verbraucht. Krafttraining verbessert die körperliche Leistungsfähigkeit und die Belastbarkeit des gesamten Halte-, Stütz- und Bewegungssystems. Es sollte dafür so zusammengesetzt sein, dass es die gesamte Körpermuskulatur beansprucht.

Kalorienverbrauch pro Stunde	
als Fitness-Sport:	
intensives Krafttraining	400 kcal
als Freizeit-Sport:	
leichtes Hanteltraining	200 kcal

Aufwand
Mäßig, Sie müssen entweder ein Sportstudio besuchen oder sich eigene Geräte anschaffen, um zu Hause zu üben.

Organisation
Relativ problemlos. Sportstudios haben meist sehr großzügige Öffnungszeiten, in denen die Kraftgeräte genutzt werden können. An eigenen Geräten können Sie natürlich jederzeit üben.

Unterricht
Unbedingt notwendig, um den richtigen Umgang mit den Geräten, die empfohlenen Übungen und die individuelle Anpassung der Schweregrade zu erlernen.

Kosten
Moderat, die Kosten für das Sportstudio beziehungsweise einmalig für den Kauf eigener Geräte fallen an.

Verletzungsrisiko
Relativ gering, vorausgesetzt die Hinweise bei der Einführung werden strikt beachtet. Eine falsche Bewegungsausführung führt auf Dauer zu Verletzungen.
Wichtig: Nicht übertreiben, sonst drohen Muskelbeschwerden. Starten Sie mit 15 bis 20 Wiederholungen, wobei Ihnen die 20. Wiederholung immer noch einigermaßen leicht fallen sollte. Üben Sie in dieser Art zwei Sätze pro Übung. Nach einer Weile können Sie dann das Gewicht steigern, die Wiederholungen reduzieren und die Satzzahl erhöhen.

Eignung zum Abnehmen
Gut geeignet, Muskeln beugen dem Jojo-Effekt vor. Denn je mehr Muskulatur, desto höher der ständige Kalorienverbrauch, selbst im Schlaf!

> **→ Tipp**
>
> Achten Sie besonders beim Krafttraining auf eine ruhige und gleichmäßige Atmung. Auf keinen Fall sollten Sie beim Überwinden des Widerstandes in eine Pressatmung verfallen – denn dabei riskieren Sie einen gewaltigen Anstieg des Blutdrucks.

Sport-Steckbriefe

Gymnastik

Im weitesten Sinne sind hier die so genannten Leibesübungen gemeint, die üblicherweise mehr auf Beweglichkeit, Koordination und Konzentration abzielen als auf Ausdauer oder Kraft. Viele Gymnastikübungen verbessern Körpergefühl und -wahrnehmung, stärken den Gleichgewichtssinn und das Empfinden für die Bewegung im Raum.

Kalorienverbrauch pro Stunde	
als Freizeit-Sport	400 kcal

Aufwand
Absolut gering. Nach einer Übungsanleitung kann Gymnastik jederzeit allein zu Hause betrieben werden. Beim Training in einer Gruppe (Volkshochschule oder Sportstudio) sind natürlich bestimmte Zeiten zu beachten.

Organisation
Problemlos, kann gut zu Hause betrieben werden. Oder man bucht einen Kurs.

Unterricht
Je nach Art der Gymnastik ist eine mehr oder weniger umfangreiche Einführung üblich, da der Übungsablauf zuerst einmal genau erlernt werden muss.

Kosten
Gering, es gibt zahlreiche Übungsanleitungen für daheim. In der Gruppe fallen Kursgebühren an.

Verletzungsrisiko
Relativ gering. Bei einfachen Übungen für den Anfänger sind eigentlich keine Verletzungen zu befürchten.

Eignung zum Abnehmen
Hervorragend geeignet. Gymnastik empfiehlt sich vor allem für Menschen, die den Bezug zu ihrem Körper vernachlässigt haben. Es ist nicht nur als Kalorienverbrenner, sondern auch als Abnehm-Motivator bestens geeignet, denn es schult das Gespür für den Körper, den Gleichgewichtssinn und nicht zuletzt auch das Selbstbewusstsein.

→ Tipp
Steigern Sie die Abnehm- und Muskelaufbau-Effekte der Gymnastikübungen, indem Sie ein Thera-Band oder Hanteln verwenden.

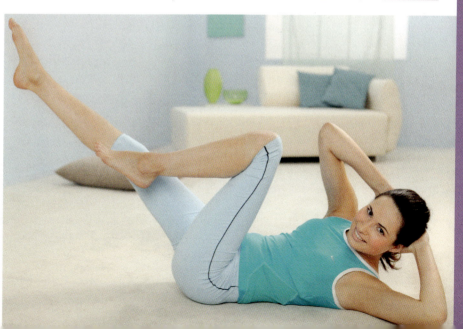

Übungen

Yoga

Vor weit über 1000 Jahren wurde Yoga als Teil der meditativen Praxis entwickelt. Inzwischen ist es aus der Welt der Fitness nicht mehr wegzudenken. Erst war es hier Ausgleich und Ergänzung, jetzt ist es durch die vielen Variationen auch als Body-Styling beliebt. Yoga ist ein Training, das insbesondere Atmung und bewusste Aufmerksamkeit betont.

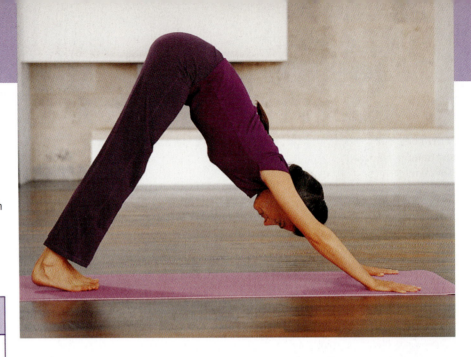

Kalorienverbrauch pro Stunde	
als Freizeit-Sport:	150 kcal

Aufwand
Absolut gering, Sie benötigen nur eine rutschfeste Matte oder Decke sowie bequeme Kleidung.

Organisation
Problemlos, Yoga können Sie nach einer Einführung, die es mittlerweile auch auf vielen Videos gibt, zu Hause durchführen. Beim Yoga in der Gruppe sind Sie an den Kurstermin und den Ort gebunden.

Unterricht
Yoga-Übungen sind teilweise sehr komplex, Sie können sie per Video lernen, es empfiehlt sich aber zum Einstieg auf jeden Fall eine ausgebildete Yoga-Lehrkraft, die Ihre Haltung korrigieren kann.

Kosten
Relativ gering, je nachdem, ob Sie sich für Videos oder einen Kurs entscheiden.

Verletzungsrisiko
Relativ gering, nur sollte ein Überdehnen vermieden werden.

Eignung zum Abnehmen
Bedingt geeignet. Die Steigerung der Beweglichkeit, das bessere Gespür für alle Muskeln und Gelenke und die bewusste Wahrnehmung des Körpers motivieren zwar zum Abnehmen, allerdings verbrennen die meisten Yoga-Bewegungen nur relativ wenige Kalorien. Eine andere Sportart wird sicher mehr Fett zum Schmelzen bringen, doch bietet sich Yoga hierbei als sanfte Begleitung an.

→ Tipp

Nutzen Sie Yoga, um sich durch gezielte kurze, aber konzentrierte Übungsfolgen von Heißhungerattacken zu befreien. Denn in aller Regel ist der Heißhunger kein echter Hunger, sondern ein Zeichen von Langeweile, von fehlender Aufmerksamkeit oder schlechter Stimmung. All das lässt sich durch eine gute Yoga-Übung vertreiben.

Sport-Steckbriefe

Rudern

Rudern beansprucht den gesamten Körper und trainiert eine Vielzahl von Muskeln. Der Kalorienverbrauch kann ganz nach den eigenen Bedürfnissen und Möglichkeiten gestaltet werden – von relativ gering bis sehr hoch. Rudern kann sogar als Power-Sport genutzt werden. Besonders motivierend ist natürlich das Rudern auf dem Wasser eines Flusses oder Sees bei schönem Wetter.

Kalorienverbrauch pro Stunde

als Power-Sport: kraftvolles Rudern, (Heimtrainer 200 Watt)	800 kcal
als Fitness-Sport: normales Rudern, (Heimtrainer 100 Watt)	500 kcal
als Freizeit-Sport: lockeres Rudern	200 kcal

Aufwand

Hoch. Rudern kann nur auf dem Wasser mit entsprechenden Booten betrieben werden oder aber am Heimtrainer mit spezieller Ruder-Ausstattung. Dann ist der Aufwand eher gering.

Organisation

Aufwändig, es lässt sich nur nach voreriger Planung durchführen, man braucht einen Fluss oder einen See in der Nähe und ist abhängig vom Wetter. Die weniger aufwändige Alternative ist ein Rudergerät im Sportstudio oder daheim.

Unterricht

Unbedingt notwenig, um ein Ruderboot richtig zu führen; auch beim Heimtrainer ist eine Einführung wichtig, damit man die Bewegungen exakt ausführt.

Kosten

Hoch, Miete für das Ruderboot, Anreise und eventuelle Kurskosten machen das Rudern teuer. Günstiger ist auf Dauer die Anschaffung eines Rudergeräts als Heimtrainer oder der Besuch des Fitness-Studios. Dabei fehlt allerdings das motivierende Naturerlebnis.

Verletzungsrisiko

Relativ gering, vorausgesetzt die Bewegungstechnik stimmt. Gerade beim Rudern kommt es auf eine saubere Bewegungsausführung an, da sonst Rücken und Knie zu stark belastet werden. Deshalb gilt grundsätzlich: den Rücken gerade halten und die Knie niemals ganz durchstrecken. Hier ist Vorsicht angesagt, solange man ungeübt ist.

Eignung zum Abnehmen

Hervorragend geeignet. Der hohe Kalorienverbrauch macht Rudern zu einem ausgezeichneten Fatburner, zumal die Bewegungen fließend sind und bei richtiger Ausführung die Gelenke nicht zu stark belasten. Allerdings ist der Aufwand für regelmäßige Rudertouren sehr hoch.

→ Tipp

Machen Sie zum Abnehmen einen Ruderurlaub. Mieten Sie zum Beispiel ein Ruderboot für eine Seen-Tour. Jeden Tag mehrere Stunden rudern – und Sie kommen schlank aus dem Urlaub zurück!

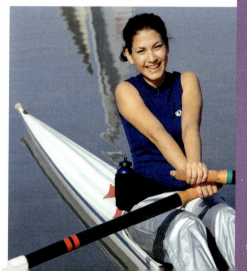

Übungen

SPORTMODUL WARM-UP

> 15 Minuten, dabei jede Übung 1 bis 2 Minuten lang durchführen und ohne Pause zur nächsten übergehen

Aufwärmen ist vor jeder Sporteinheit notwendig, damit die Muskulatur gut durchblutet und dabei wärmer, weicher und elastischer wird. Sie beugen Zerrungen und Verletzungen vor, die Bewegungsabläufe funktionieren flüssiger. Der Sport macht mehr Spaß und Sie sind stärker motiviert und leistungsfähiger. Genügend gute Gründe also für die folgende Warm-up-Kombination. Sie benötigen für einige der Übungen ein Thera-Band – es geht aber auch ohne.

Lockeres Gehen
Marschieren Sie aufrecht auf der Stelle, dabei die Arme mitschwingen lassen, Ellbogen sind gebeugt. Arm- und Beinmuskeln sind aktiv, Po- und Bauchmuskeln werden angespannt.

Kräftiges Gehen ①
Weiterhin locker auf der Stelle gehen, dabei die Knie höher anheben, die Arme kräftig, aber ohne Schwung nach vorn und hinten führen. Werden Sie nun immer schneller und kraftvoller bei diesem Marschieren.

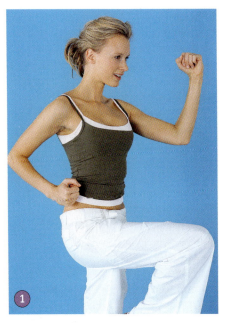

Knie anheben
Sie stehen aufrecht und heben die Knie im Wechsel bis auf Hüfthöhe an. Dabei die Arme anwinkeln und neben dem Körper nach hinten führen. Während Sie das Bein wieder abstellen, kommen die Arme nach vorn. Kopf und Wirbelsäule bleiben in einer Linie.

Fersen zum Po
Sie stehen aufrecht und führen die Fersen im Wechsel zum Po. Auch dabei bringen Sie die Arme angewinkelt zurück. Wenn Sie das Bein abstellen, kommen die Arme wieder nach vorn. Kopf und Wirbelsäule bilden eine Linie, Ihre Haltung bleibt aufrecht.

Knie heben mit Armeinsatz
Sie stehen aufrecht, heben die Arme seitlich auf Schulterhöhe an und führen die Knie wieder im Wechsel bis auf Hüfthöhe. Beim Anheben des Knies gehen die Ellbogen bis hinter den Oberkörper zurück. Wenn Sie das Bein abstellen, führen Sie die Arme gestreckt nach vorn. Kopf und Wirbelsäule bilden eine Linie. Die Arme

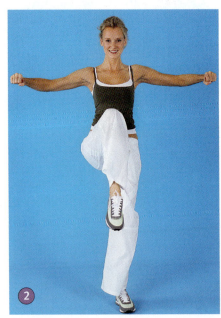

Übungen

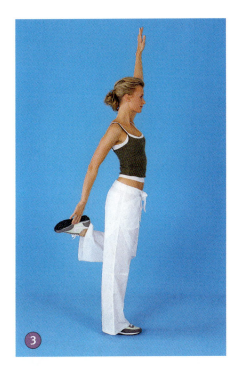

Windmühle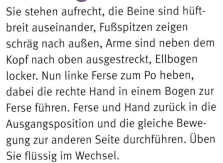
Sie stehen aufrecht, die Beine sind hüftbreit auseinander, Fußspitzen zeigen schräg nach außen, Arme sind neben dem Kopf nach oben ausgestreckt, Ellbogen locker. Nun linke Ferse zum Po heben, dabei die rechte Hand in einem Bogen zur Ferse führen. Ferse und Hand zurück in die Ausgangsposition und die gleiche Bewegung zur anderen Seite durchführen. Üben Sie flüssig im Wechsel.

Noch einmal: Kräftiges Gehen
Wiederholen Sie für weitere 2 Minuten das kräftige Gehen, wie Sie es schon zu Anfang geübt haben.

Zu den Seiten
Führen Sie ein Thera-Band über den Rücken und unter den Oberarmen nach vorn, wickeln Sie es um die Hände. Aufrecht stehen und im Wechsel linken und rechten Fuß zu den Seiten auf den Boden auftippen, zurück zur Mitte. Dabei die Arme in Schulterhöhe leicht angewinkelt zur Seite führen. Kommt das Bein zur Mitte, bewegen Sie die Arme vor dem Oberkörper zueinander, beim Seitwärtsschritt wieder auseinander. Die Arme bleiben die ganze Zeit über in Schulterhöhe. Der gesamte Übungsablauf lässt sich auch ohne Thera-Band effektiv üben.

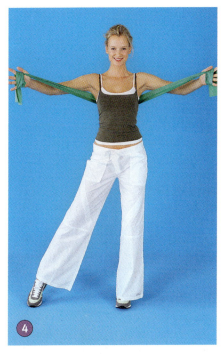

bleiben während der gesamten Übung auf Schulterhöhe.

Zusätzliche Variante
Die Beine bleiben im gleichen Bewegungsablauf. Wenn Sie das Bein abstellen, führen Sie die Arme diesmal nach oben, die Ellbogen sind dabei locker gestreckt.

Zusätzliche Variante
Die Armbewegungen bleiben wie bei der vorherigen Übung. Diesmal aber tippen Sie die Füße kurz nach hinten auf den Boden. Senken Sie dabei leicht das Becken und achten Sie darauf, dass das Gewicht in der Mitte bleibt. Der Oberkörper bleibt die ganze Zeit über aufrecht. Nach ein paar Wiederholungen tippen Sie die Füße jeweils nach vorn auf den Boden.

Übungen

SPORTMODUL HANTELGYMNASTIK

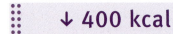
↓ 400 kcal

› zuvor 15 Minuten aufwärmen (ab Seite 122)
› 40 Minuten Hantelgymnastik, dabei jede Übung 15- bis 20-mal in 2 Sätzen durchführen, dazwischen 1 Minute Pause.

Sie benötigen 2 Kurzhanteln (oder Wasserflaschen). Beginnen Sie am besten mit wenig Gewicht und steigern Sie sich dann langsam.

Kniebeuge 1

Mit weit geöffneten Beinen gerade hinstellen, Knie und Fußspitzen zeigen schräg nach außen. Auf Bauchnabelhöhe halten beide Hände je eine Kurzhantel. Brust anheben, Schultern nach hinten ziehen. Langsam den Po absenken, bis die Oberschenkel waagerecht sind. Der Oberkörper neigt sich leicht nach vorn. Zurück in die Startposition.

Kurzhanteldrücken 2

Auf den Rücken legen, in jeder Hand eine Kurzhantel, Füße aufgestellt. Oberarme auf Schulterhöhe zur Seite legen, Unterarme senkrecht nach oben bringen; Handflächen nach vorn. Arme langsam strecken, weit oben über der Brust zusammenführen, dabei die Hanteln nicht aufeinander prallen lassen. Die Handflächen zeigen jetzt zueinander. Ellbogen sind nicht ganz durchgestreckt. Langsam zurück in die Ausgangsposition und wiederholen.

Latzug in Bauchlage 3

Auf den Bauch legen, in jeder Hand eine Kurzhantel. Beine strecken, Zehen aufstellen und gegen den Boden drücken, Po anspannen. Arme nach vorn gestreckt ablegen. Schultern, Arme und Kopf leicht anheben, Blick zum Boden. Arme im Wechsel gegengleich strecken und anziehen. Dabei bilden Kopf und Wirbelsäule immer eine Linie.

Center Crunch

Auf den Rücken legen, in jeder Hand eine Kurzhantel. Füße schulterbreit aufstellen. Hanteln auf mittlerer Höhe der Oberschenkel mit gestreckten Armen und angehobenen Schultern halten, Handflächen zeigen zueinander. Bauch anspannen, Schultern weiter anheben, Hanteln durch

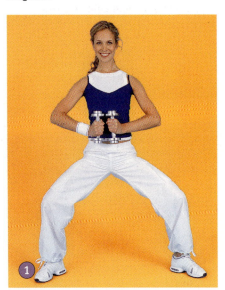

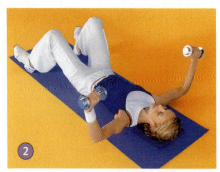

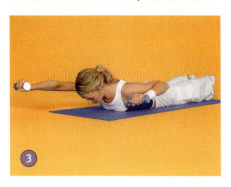

Übungen

die Beine hindurch nach vorn bewegen. Oberkörper bis zum unteren Teil des Schulterblattes wieder absenken. Wiederholen Sie die Bewegung.

Butterflys im Stehen ④

Aufrecht stehen, Beine schulterbreit auseinander, in jeder Hand eine Kurzhantel. Arme neben dem Körper auf Schulterhöhe heben, Unterarme nach oben gebeugt, Handflächen nach vorn.
Brustmuskeln anspannen und Hanteln vor dem Körper zusammenführen, dabei bleiben die Oberarme auf Schulterhöhe. Arme zurückführen, wiederholen.

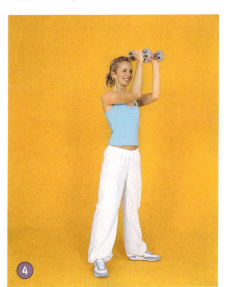

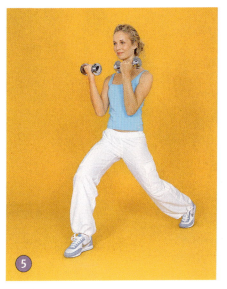

Ausfallschritt I ⑤

Aufrecht stehen, Beine hüftbreit auseinander. In jeder Hand eine Kurzhantel, Arme auf Schulterhöhe vor den Körper heben, Handrücken nach vorn. Großen Ausfallschritt zurück, hinteres Knie fast zum Boden senken, der Oberschenkel des vorderen Beines ist waagerecht, das Knie genau über dem Knöchel. Der Oberkörper ist aufrecht, der Bauch angespannt. Bein zurückführen. Nach 15 bis 20 Wiederholungen das Standbein wechseln.

Käfer ⑥

Rückenlage, Beine gestreckt. In jeder Hand eine Kurzhantel, Arme angewinkelt neben dem Körper. Die untere Wirbelsäule während der Übung zum Boden drücken. Kopf, Schulterbereich und Beine vom Boden abheben, einatmen. Beim Ausatmen linkes Knie zur Brust, rechte Hantel langsam am linken Bein entlang nach links führen. Arm zurücknehmen, Bein wieder ausstrecken, aber nicht absetzen. Dabei das rechte Bein anwinkeln, Knie zur Brust ziehen und linken Arm weit nach rechts bewegen. Üben Sie flüssig, ohne Schwung, nur mit der Kraft der Bauchmuskeln. Oberkörper und Beine bleiben immer leicht angehoben.

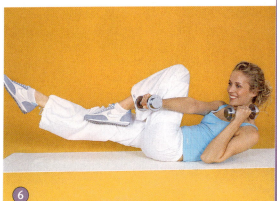

125

Übungen

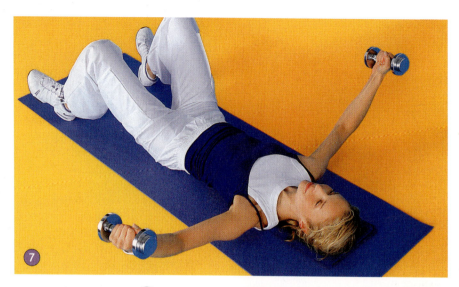

anheben, dabei die Schulterblätter so weit wie möglich zusammenbringen. Ellbogen nie ganz durchstrecken. Kopf und Wirbelsäule bilden eine Linie. Zurück in die Ausgangsposition. Nach 15 bis 20 Wiederholungen das Standbein wechseln.

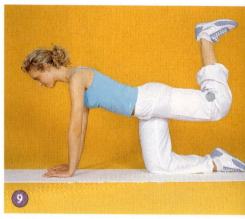

Für die Brustmuskeln ⑦

Rückenlage, Beine angewinkelt, in jeder Hand eine Kurzhantel. Arme über der Brustmitte nach oben führen, nicht ganz durchstrecken, Handflächen zueinander. Nun die Arme im weiten Bogen zu den Seiten fast bis zum Boden bewegen und wieder anheben.

Ausfallschritt II ⑧

Aufrecht stehen, in jeder Hand eine Kurzhantel. Großen Ausfallschritt zurück, hinteres Knie auf dem Boden absetzen, vorderer Oberschenkel waagerecht. Oberkörper nach vorn beugen, Brust ist angehoben. Arme seitlich bis auf Schulterhöhe

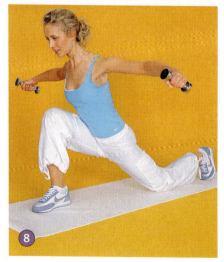

Für den Po ⑨

Vierfüßlerstand, Kurzhantel in eine Kniekehle legen. Das beschwerte Bein anheben, bis der Oberschenkel parallel zum Boden ist, Ferse zeigt nach oben. Kopf, Wirbelsäule und Oberschenkel bilden eine Linie. Bauchmuskeln anspannen. Langsam absenken. Nach 15 bis 20 Wiederholungen die Seite wechseln.

Die Trainingseinheit wird mit den Dehnübungen ab Seite 136 abgeschlossen.

Übungen

SPORTMODUL BAUCH, BEINE, PO

↓ 200 kcal

› zuvor 15 Minuten aufwärmen (ab Seite 122)
› 30 Minuten Training, dabei jede Übung 15- bis 20-mal in 2 Sätzen durchführen, dazwischen 1 Minute Pause

Crunches
Rückenlage, Beine etwas anwinkeln, Lendenwirbel immer fest am Boden. Arme vor der Brust kreuzen, zwischen Kinn und Brust passt eine Faust, Blick nach oben. Kopf und Schultern anheben, Bauchmuskeln anspannen, kurz halten und absenken.

Für die Abduktoren
Sie liegen lang auf der rechten Seite, Kopf auf dem rechten angewinkelten Arm. Linken Arm vor dem Körper aufstützen. Linkes Bein mit leicht angewinkeltem Fuß nach oben so hoch wie möglich anheben. Bein absenken, aber nicht ablegen, wieder anheben. Nach 15 bis 20 Wiederholungen die Seite wechseln.

Für die Adduktoren
In der gleichen Haltung stellen Sie den Fuß schräg vor dem Oberschenkel des unteren Beins auf. Unteres Bein langsam heben und senken, dabei zeigt die Fußspitze nach vorn. Nach 15 bis 20 Wiederholungen die Seite wechseln.

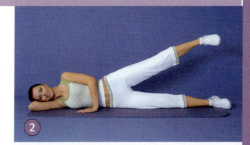

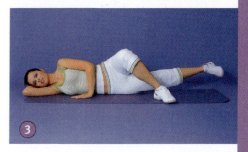

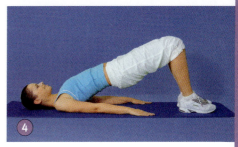

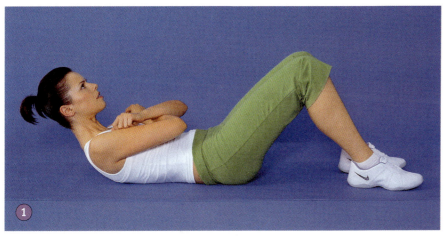

Schulterbrücke
In Rückenlage die Arme an den Körper legen, Handflächen nach unten. Füße aufstellen. Becken anheben, bis Rumpf und Oberschenkel eine Linie bilden. Po 10 Sekunden anspannen, langsam das Becken absenken.

Übungen

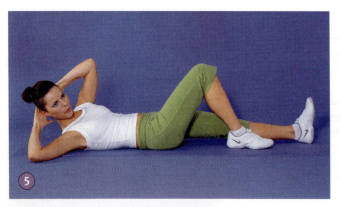

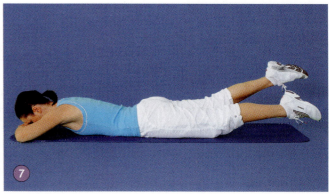

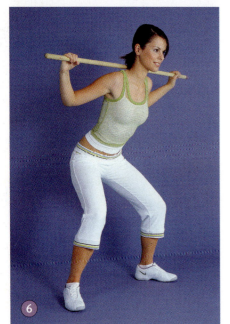

Für die schrägen Bauchmuskeln 5

In Rückenlage das linke Bein ausstrecken, das rechte Bein anwinkeln. Hände hinter dem Nacken verschränken. Mit angespannten Bauchmuskeln linke Schulter in Richtung des rechten Knies anheben. Kurz halten, ablegen. Nach 15 bis 20 Wiederholungen Beinposition wechseln und rechte Schulter anheben.

Kniebeugen mit Besenstiel 6

Aufrecht stehen, Beine schulterbreit auseinander, mit den Händen jeweils ein Ende eines Besenstiels fassen, den Sie hinter dem Nacken auf die Schultern legen. Mit dem Oberkörper leicht nach vorn gehen, Kopf und Wirbelsäure bilden eine Linie. Po langsam möglichst weit nach hinten absenken, als wollten Sie sich hinsetzen. Wieder aufrichten.

Po-Gymnastik 7

In Bauchlage die Stirn auf die verschränkten Arme legen, Beine lang ausstrecken und anheben. Im Wechsel die Beine langsam gestreckt weiter anheben und dann immer nur so weit wieder absenken, dass die Fußspitze den Boden gerade so berührt. Sofort wieder anheben.

Die Trainingseinheit wird mit den Dehnübungen ab Seite 136 abgeschlossen.

Übungen

SPORTMODUL THERA-BAND-GYMNASTIK

↓ 400 kcal

› zuvor 15 Minuten aufwärmen (ab Seite 122)
› 40 Minuten Training, dabei jede Übung 15- bis 20-mal in 2 Sätzen durchführen, dazwischen 1 Minute Pause

Sie benötigen ein Thera-Band. Die Enden des Bandes werden um die Hände geschlungen, hierbei können Sie auch die jeweils notwendige Spannung einstellen.

Seitheben im Stand

Mit einem Ausfallschritt nach vorn treten. Bandmitte um die Mitte des vorderen Fußes legen. Ellbogen sind leicht gebeugt. Heben Sie nun die Arme neben dem Körper bis auf Schulterhöhe an, Handinnenflächen zeigen nach unten. Arme langsam zurückführen.

Für die Brustmuskeln

Band auf Brusthöhe um den Körper legen und Rückenlage einnehmen. Beine anwinkeln, Fersen aufsetzen. Arme zur Seite legen und nun in Brusthöhe nach oben strecken, dabei zusammenführen, Handflächen zeigen zueinander. Arme langsam bei voller Bandspannung wieder ablegen.

Beinpresse

Rückenlage, Beine anwinkeln, die Zehen zeigen zum Knie. Die Arme liegen seitlich am Körper, Ellbogen gebeugt, das Band ist in Brusthöhe. Nun ein Bein anheben, Band um den Fuß legen und das Bein langsam nach vorn und oben führen, aber nicht ganz durchstrecken. Gleichzeitig die Arme vollständig anwinkeln, bis das Band in Schulterhöhe ist. Langsam zurückführen. Nach 15 bis 20 Wiederholungen mit dem anderen Bein üben.

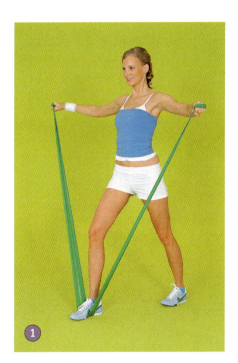

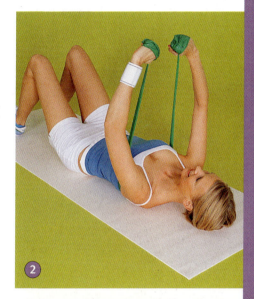

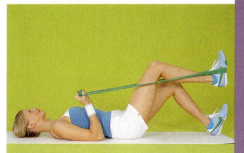

129

Übungen

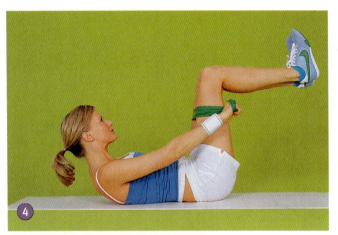

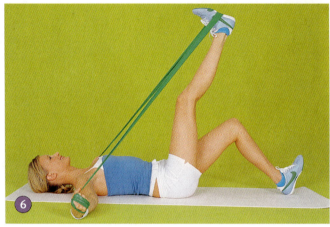

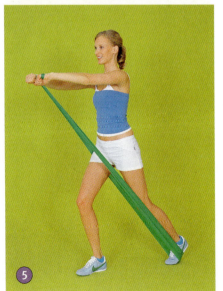

Push-Crunch ④
In der Rückenlage Beine anheben und anwinkeln, die Unterschenkel waagerecht. Arme ausstrecken und das relativ kurz geschlungene Band an die Oberschenkel anlegen. Schultern vom Boden abheben, zwischen Kinn und Brust passt eine Faust. Die Arme gerade nach vorn bewegen, so dass sich das Band um die Oberschenkel spannt. Langsam den Oberkörper zurückführen, aber nicht ganz ablegen.

Brustpresse ⑤
Im Stand mit einem Ausfallschritt nach hinten treten. Die Bandmitte um die Mitte des hinteren Fußes legen. Ellbogen neben dem Körper zeigen nach außen. Das Band sollte schon jetzt unter Spannung stehen. Beide Arme nach vorn fast gestreckt bis auf Schulterhöhe führen, Schultern bleiben unten, Handgelenke gerade halten. Langsam in die Ausgangsposition zurückbewegen. Nach 15 bis 20 Wiederholungen das andere Bein nach hinten setzen und erneut üben.

Schmetterling ⑥
In Rückenlage eine Ferse aufsetzen. Anderes Bein anheben, dabei leicht anwinkeln. Das Band um die Mitte des angehobenen Fußes legen und bei gestreckten Armen in eine lockere Spannung bringen. Arme nun in einem Bogen auf Höhe der Schultern zum Boden bewegen, kurz halten und langsam zurückführen. Die Ellbogen nie ganz durchstrecken.

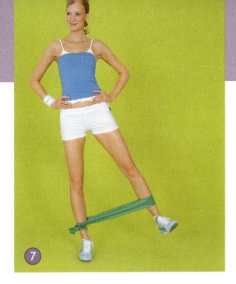

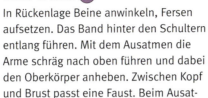

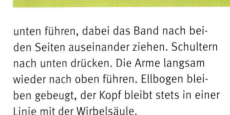

Sidelift [7]

Stellen Sie sich hin, Füße hüftbreit auseinander, Knie leicht gebeugt. Thera-Band mit einem Doppelknoten zu einem Ring binden. Um die unteren Waden legen, so dass es leicht gespannt ist. Gewicht nach rechts verlagern, linkes Bein mit angewinkeltem Fußgelenk seitlich anheben, bis die Hüfte der Kraft ausweichen und sich zur Seite bewegen will. Bein langsam zurückführen. Bewegung mit dem anderen Bein üben. Sie können sich während der Übung an einer Wand abstützen, um das Gleichgewicht zu halten.

Für einen knackigen Po [8]

Wieder im Stand mit dem Band als Ring um die Waden. Diesmal werden die Beine abwechselnd nach hinten gestreckt. Halten Sie die Spannung etwa 10 Sekunden lang, dabei auf einen geraden Rücken achten.

Band-Crunch [9]

In Rückenlage Beine anwinkeln, Fersen aufsetzen. Das Band hinter den Schultern entlang führen. Mit dem Ausatmen die Arme schräg nach oben führen und dabei den Oberkörper anheben. Zwischen Kopf und Brust passt eine Faust. Beim Ausatmen bis kurz vor den Boden absenken.

Rückenpower [10]

Stellen Sie sich mit hüftbreit geöffneten Beinen hin, halten Sie das Thera-Band mit leicht gebeugten Ellbogen über den Kopf. Ellbogen nun hinter dem Körper nach unten führen, dabei das Band nach beiden Seiten auseinander ziehen. Schultern nach unten drücken. Die Arme langsam wieder nach oben führen. Ellbogen bleiben gebeugt, der Kopf bleibt stets in einer Linie mit der Wirbelsäule.

Die Trainingseinheit wird mit den Dehnübungen ab Seite 136 abgeschlossen.

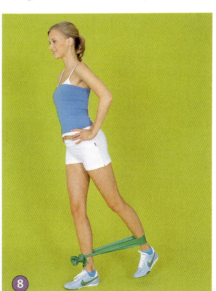

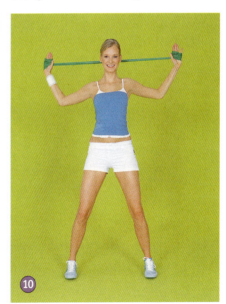

Übungen

SPORTMODUL GYMNASTIK

↓ 200 kcal

› zuvor 10 Minuten aufwärmen (ab Seite 122)
› 30 Minuten Training

Basic Crunch ①

In der Rückenlage Beine anwinkeln, die Fersen in den Boden drücken und die Arme seitlich neben dem Körper in Richtung Beine strecken, die Handflächen zeigen nach unten. Bauchmuskeln anspannen, den Oberkörper anheben, Schultern leicht anheben, dabei die Hände zur Wade führen und schräg nach vorn schauen. Halten und langsam senken. 15- bis 20-mal wiederholen und nach 1 Minute Pause erneut 15- bis 20-mal üben.

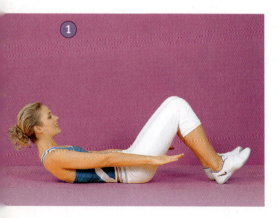

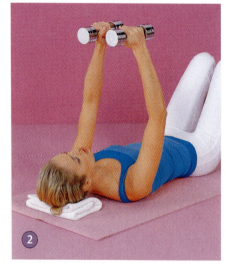

Für ein schönes Dekolletee ②

In Rückenlage Füße aufsetzen. Beide Arme mit Hanteln (oder gefüllten Wasserflaschen) parallel zur Decke strecken, die Brustmuskeln dabei anspannen, die Ellbogen nicht durchstrecken. Dabei ausatmen. Beim Einatmen Hanteln langsam senken, aber nicht ablegen. 15- bis 20-mal wiederholen und nach 1 Minute Pause erneut 15- bis 20-mal üben.

Kniebeuge ③

Aufrecht stehen, Beine doppelt hüftbreit auseinander, die Füße schräg nach außen. Beide Arme mit Hanteln vor der Brust halten. Mit zurückgezogenen Schultern während der gesamten Übung sehr gerade stehen. In die Knie gehen, bis die Oberschenkel waagerecht stehen. Kurz halten und langsam wieder nach oben gehen. 15- bis 20-mal wiederholen und nach 1 Minute Pause erneut 15- bis 20-mal üben.

Für einen starken Rücken ④

In Rückenlage Beine anwinkeln, Fersen aufsetzen. Arme seitlich neben den Körper legen, Unterarme anwinkeln, so dass sie zu den Knien zeigen. Mit dem Rücken leicht ins Hohlkreuz gehen. Oberkörper nach oben drücken, indem Sie die Ellbo-

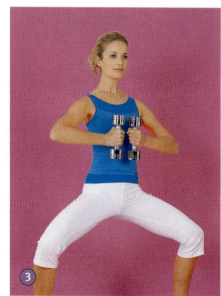

Übungen

gen in den Boden drücken. Schräg nach vorn schauen. Einige Sekunden halten, langsam Oberkörper senken. 15- bis 20-mal wiederholen und nach 1 Minute Pause erneut 15- bis 20-mal üben.

Po nach oben 5
In Rückenlage Beine anwinkeln, Füße nah am Po fest auf den Boden stellen, Arme seitlich direkt an den Körper legen, Handflächen zum Boden. Das Becken so weit anheben, bis Oberschenkel, Bauch und Brust eine Linie bilden. Pomuskeln 10 Sekunden zusammenkneifen, dann entspannen und

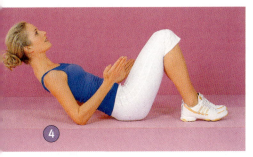

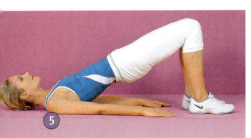

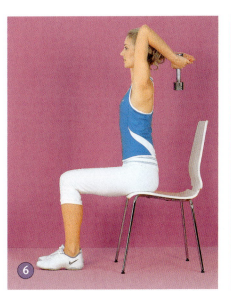

langsam senken, aber nicht absetzen. 15- bis 20-mal wiederholen und nach 1 Minute Pause erneut 15- bis 20-mal üben.

Trizeps-Curls 6
Setzen Sie sich aufrecht auf einen Stuhl, Füße hüftbreit auseinander, Bauchmuskeln angespannt. In jeder Hand eine Hantel über dem Kopf halten, dabei Ellbogen nicht ganz durchstrecken. Hanteln zum Nacken senken, dabei Oberarme nah am Kopf halten. Hanteln wieder über den Kopf heben, Oberarme bleiben fest. 15- bis 20-mal wiederholen und nach 1 Minute Pause erneut 15- bis 20-mal üben.

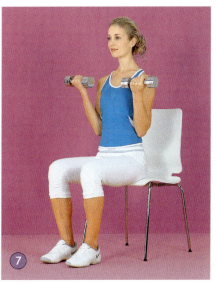

Bizeps-Curls 7
Wieder aufrecht sitzen, Füße hüftbreit auseinander, Bauchmuskeln angespannt. In jeder Hand eine Hantel, die Arme hängen zunächst locker herunter, Handflächen zeigen zum Körper. Nun Oberarme anspannen und Hanteln langsam bis auf Schulterhöhe heben, dabei Unterarme drehen, so dass die Handrücken nach vorn zeigen. Hanteln langsam zurückführen. 15- bis 20-mal wiederholen und nach 1 Minute Pause erneut 15- bis 20-mal üben.

Die Trainingseinheit wird mit den Dehnübungen ab Seite 136 abgeschlossen.

Übungen

SPORTMODUL MUSKELAUFBAU

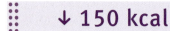
↓ 150 kcal

› zuvor 10 Minuten aufwärmen (ab Seite 122)
› 30 Minuten Training, dabei jede Übung 15- bis 20-mal in 2 Sätzen durchführen, dazwischen 1 Minute Pause

Sie benötigen 2 Kurzhanteln. Beginnen Sie am besten mit wenig Gewicht und steigern Sie sich langsam.

Sidestep
Hüftbreit stehend mit beiden Händen eine Kurzhantel umgreifen und auf Brusthöhe halten. Knie etwas beugen, Oberkörper gerade halten, Bauchmuskeln anspannen. Mit dem rechten Bein einen großen Seitschritt nach rechts, das Körpergewicht kommt auf das gebeugte linke Bein. Die Hanteln gerade nach vorn von der Brust wegstrecken. Diese Position etwa 15 Sekunden halten. Rechtes Bein kraftvoll in die Ausgangsposition führen, gleichzeitig Hantel zur Brust zurück. Nun Sidestep zur anderen Seite.

Schulterbrücke mit Gewicht
Legen Sie sich mit einer Kurzhantel in jeder Hand auf den Rücken, Beine anwinkeln, Fersen aufsetzen und Hände mit den Hanteln in der Hüftbeuge.
Hüfte, Po und unteren Rücken langsam hochdrücken, dabei Po anspannen. Oberschenkel und unterer Rücken bilden eine Linie. Etwa 10 Sekunden halten und langsam absenken, ohne das Becken auf den Boden abzulegen. Erneut nach oben.

Push-Crunch
Rückenlage, Fersen aufgestellt. Die Arme liegen seitlich neben dem Rumpf. Die untere Wirbelsäule drücken Sie während der Übung in den Boden. Nun das rechte Bein gerade nach oben strecken, Fußspitze anziehen. Arme leicht anheben und langsam parallel zum Boden in Richtung des linken Fußes schieben, dabei Schultern und Oberkörper anheben, kurz halten, langsam zurückrollen, aber die Schultern nicht vollständig ablegen. Nach 15 bis 20 Wiederholungen die Seite wechseln.

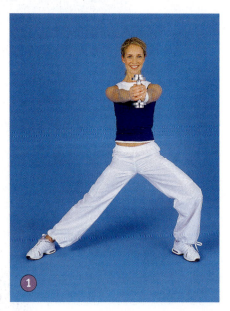
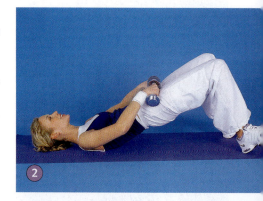
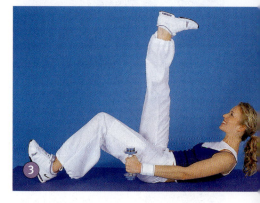

Übungen

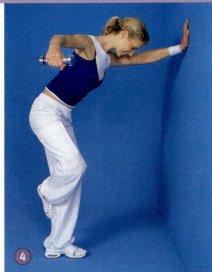

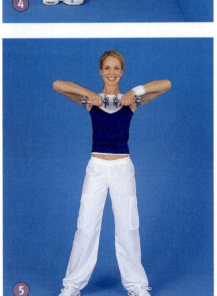

Arm-Lift 4

Sie brauchen nur eine Hantel. Vor einer Wand stehend das linke Bein leicht beugen, rechten Fuß auf Höhe des Sprunggelenkes an die Wade des linken Beines führen. Mit der linken Hand an der Wand abstützen, in der rechten Hand die Hantel. Oberkörper gerade nach vorn neigen, Brust heben, Bauch anspannen. Kopf und Wirbelsäule bilden eine Linie.
Rechten Arm nun seitlich bis auf Schulterhöhe heben, 2 Sekunden halten und langsam zurückführen. Nach 15 bis 20 Wiederholungen Seite wechseln.

Rudern im Stehen 5

Aufrecht stehend, Füße schulterbreit auseinander, Knie etwas beugen. In jeder Hand eine Hantel auf Hüfthöhe halten, die Handflächen zeigen zum Körper. Hanteln eng am Körper entlang bis zum Schlüsselbein führen, dabei zeigen die Ellbogen nach oben. Oberkörper dabei leicht nach vorn neigen, Kopf und Wirbelsäule bilden eine Linie. Arme langsam zurückführen.

Doppel-Crunch 6 7

In Rückenlage Arme mit je einer Hantel hinter den Kopf strecken. Beine anheben, Oberschenkel senkrecht, Unterschenkel waagerecht. Bauchmuskeln anspannen, Arme und Schultern anheben, Hanteln an den Oberschenkeln vorbei in Richtung Füße bewegen. Das Becken hebt vom Boden ab. Langsam in die Ausgangsposition zurück, Bauchmuskeln bleiben angespannt.

Die Trainingseinheit wird mit den Dehnübungen ab Seite 136 abgeschlossen.

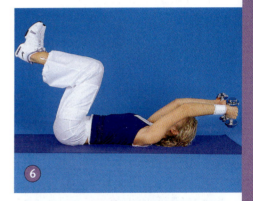

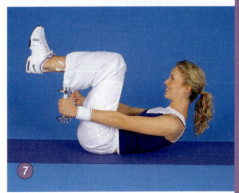

Übungen

SPORTMODUL DEHNÜBUNGEN

› 6 Minuten, dabei ohne Pause von einer Übung zur nächsten weitergehen

Dehnen ist nach jeder sportlichen Einheit notwendig, damit der Körper langsam zur Ruhe kommen kann und sich die Muskeln erholen.

Po-Dehnung ①

In Rückenlage das linke Bein nach oben anheben, das Knie anwinkeln. Unterschenkel des rechten Beines vor den linken Oberschenkel legen. Rechten Oberschenkel mit beiden Händen umfassen, das Bein langsam zu sich heranziehen und gleichzeitig das Knie des linken Beines vom Körper wegdrücken. Etwa 30 Sekunden halten und Seite wechseln.

Brust-Rücken-Dehnung ②

Vierfüßlerstand, Arme und Knie stehen direkt unterhalb der Schulter- beziehungsweise Hüftgelenke. Mit dem Einatmen Becken anheben und Wirbelsäulenmitte nach unten drücken, Kopf leicht anheben. Beim Ausatmen Kopf senken und langsam in einen Katzenbuckel kommen, Schulterblätter auseinander ziehen und Brust anspannen. Mehrfach im Atemrhythmus wiederholen.

Rücken-Dehnung ③

Aus dem Vierfüßlerstand Po langsam zu den Fersen absenken und Oberkörper ablegen. Arme so weit wie möglich schulterbreit nach vorn strecken. In der Position 30 Sekunden lang ruhig und langsam atmen.

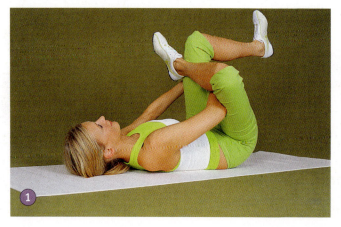

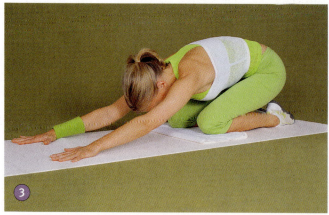

Übungen

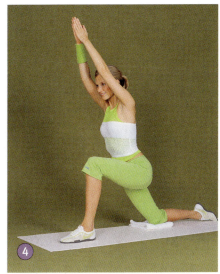

Rücken-Po-Dehnung

Sie knien auf dem Boden und stellen das linke Bein weit nach vorn, Gewicht nach vorn. Einatmen, dabei die Arme über den Kopf nach oben und die linke Hüfte nach vorn bewegen. Die Handflächen berühren sich weit über dem aufrecht erhobenen Kopf. 30 Sekunden halten, dabei tief durchatmen. Seite wechseln.

Seiten-Dehnung I

In Rückenlage die Arme in Schulterhöhe zu beiden Seiten strecken, die Handflächen berühren den Boden. Beine anwinkeln und Füße aufstellen. Dann beide Knie langsam nach links absenken, den Kopf nach rechts drehen, Schultern und Arme bleiben am Boden. Etwa 30 Sekunden lang halten, dabei tief durchatmen. Kopf und Knie in die Ausgangsposition zurückführen und zur jeweils anderen Seite absenken.

Seiten-Dehnung II

Aus dem Schneidersitz heraus das linke Bein zur Seite strecken. Den Bauch während der gesamten Übung anspannen. Linke Hand zum linken Knie und rechten Arm weit nach oben. Oberkörper nach links dehnen, dabei die linke Hand in Richtung Fuß führen, den rechten Arm über dem Kopf mit nach links bewegen. Dehnung 30 Sekunden halten, dann die Seite wechseln.

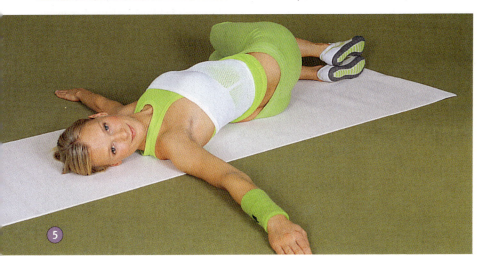

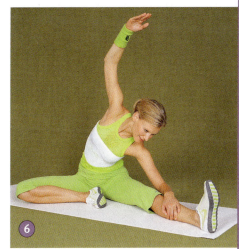

Diät-ABC

Atkins-Diät

Vom amerikanischen Arzt Dr. Robert Atkins entwickelte, fett- und eiweißlastige Diät, die wenig Kohlenhydrate erlaubt. Die fetten Lebensmittel können die Blutfettwerte erhöhen und langfristig zu Herz-Kreislauf-Beschwerden führen. Studien belegen zwar den Abnehmerfolg, aber auch, dass gerade mal 60 Prozent der untersuchten Teilnehmer die Diät ein Jahr lang durchhielten.

Bewegung

Echter Fatburner, der nachhaltig den Diäterfolg sichert, da Bewegung Kalorien verbrennt und zusätzlich Muskeln aufbaut, die auch noch im Ruhezustand zum Fettabbau beitragen. Wer abnehmen will, muss sich also ausreichend und auf eine geeignete Weise bewegen.

Cholesterin

Fettbegleitstoff, der mit der Nahrung aufgenommen, aber auch vom Körper selbst gebildet wird. Fließt zu viel davon in den Adern, setzt es sich an Gefäßwänden ab und sehr gefährliche Herz-Kreislauf-Probleme drohen. Durch die bewusste Auswahl von Fetten und Kohlenhydraten in den Rezepten des Quickfinders werden erhöhte Cholesterinwerte gesenkt, die Gefahr ist gebannt.

Dinner-Cancelling

Ab dem Nachmittag bis zum nächsten Frühstück fasten, das lässt die Zahl der Wachstumshormone ansteigen, die den Fettabbau fördern. Doch Studien zeigen: Wer abnehmen will, muss insgesamt trotzdem auf weniger Kalorien achten, auch wenn er das Abendessen weglässt. Und vor allem muss er aufpassen, dass er nicht mitten in der Nacht hungrig vorm Kühlschrank steht.

Eiweiß

Einer der drei Hauptnährstoffe, in unserer üblichen Ernährung oft im Überfluss vorhanden. Weil die Fettabbauenzyme aus Eiweißen bestehen, empfehlen manche Diäten viel hochwertiges Eiweiß, weil dann angeblich der Fettabbau angekurbelt wird. Doch nicht der Eiweiß-, sondern der Kaloriengehalt der Nahrung bestimmt darüber, ob Fette ab- oder eher aufgebaut werden.

Fatburner

Stoffe, die angeblich die körpereigene Fettverbrennung anheizen. Hierzu werden Vitamin C, Magnesium, Linolsäure und andere Lebensmittelinhaltsstoffe gezählt. Allerdings muss man beachten, dass sich die Fettverbrennung nicht durch die Ernährung, sondern allein

durch mehr Muskelmasse und Bewegung (siehe oben) beeinflussen lässt.

Glyx

Moderne Abkürzung für den Glykamischen Index (GI), der aussagt, wie stark die gleiche Menge an Kohlenhydraten aus verschiedenen Lebensmitteln den Blutzuckerspiegel anhebt. Hohe Glyx-Werte (beispielsweise aus Nudeln, Brot, Reis, Kartoffeln und Zucker) behindern das Abnehmen, weil ein hoher Blutzuckerspiegel den Körper zu vermehrter Insulinproduktion bringt, was die Fettverbrennung drosselt.

Hungerattacke

Entsteht zum Beispiel, wenn der Magen nicht gefüllt ist oder der Blutzuckerspiegel abfällt. Bestes Gegenmittel: ein großes Glas Apfelsaftschorle trinken und dazu einen Apfel essen. Und schon ist der Hunger erst einmal weg.

Ideal-Diät

Eine Diät ist immer dann ideal, wenn ihre Rezepte so einfach, abwechslungsreich und lecker sind, dass sie jeden Tag gekocht werden können, um mit dieser Ernährung nicht nur dauerhaft abzunehmen, sondern auch sein Gewicht ein Leben lang zu halten.

Diät-ABC

Jojo-Effekt

Gefürchtete Folge einer Diät ohne Lernerfolg, bei der nachher genauso weiter gegessen wird wie zuvor. Dadurch nimmt der Körper unweigerlich wieder zu, meist mehr als zuvor, weil er während der Diät gelernt hat, sehr sparsam mit den wenigen Nahrungskalorien umzugehen und somit nun weniger Kalorien braucht.

Kreta-Diät

Auch Mittelmeerdiät genannt, entspricht der traditionellen mediterranen Ernährung mit viel Gemüse und Obst, öfters Fisch, wenig Käse und Wurst, dafür vielen Hülsenfrüchten und reichlich Olivenöl. Nicht nur zum gesunden Abnehmen geeignet, sondern auch von vielen Studien als besonders gesund für Herz und Kreislauf gelobt.

Low Carb/Low Fat

Die beiden derzeit auch unter Fachwissenschaftlern kontrovers diskutierten aktuellen Diätkonzepte zum Abnehmen. Sie widersprechen sich gegenseitig, weil das eine wenig Kohlenhydrate, das andere wenig Fett propagiert. Der Quickfinder entwickelt aus den Vorteilen beider Trenddiäten ein Programm der fett- und kohlenhydratbewussten Auswahl der Nahrungsmittel.

Motivation

Abnehmen erfordert Zeit, Ausdauer und Konsequenz. Dafür braucht man jede Menge Motivation. Wichtig sind positive Impulse. Nicht das Übergewicht, also etwas Negatives, motiviert, sondern die Vorstellung, wieder in das schöne Kleid zu passen. Auch ehrliche Komplimente, die Treppe, die ohne Schnaufen geschafft wurde, oder der Kinobesuch nach jedem verlorenen Kilo geben die Kraft, weiter (gut gelaunt) abzunehmen.

Operation

Ab einem BMI (siehe Seite 6) von über 35 und nach erfolglosen Diätversuchen kann ein Magenband den Magen verkleinern und zu einer sehr schnellen Sättigung führen, so dass schon Kleinstmengen ausreichen. Nährstoffdefizite müssen unbedingt durch Präparate ausgeglichen werden. Anders als das Setzen eines Magenbandes gilt Fettabsaugen als reine Schönheitsoperation.

Pulverdiät

Diät, bei der eine oder mehrere Mahlzeiten pro Tag durch eine aus Pulver anzurührende Suppe, Creme oder einen Drink ersetzt werden. Geschmacklich oft etwas eintönig, aber vor allem ohne Lerneffekt, so dass nach Absetzen der Pulverkost das Gewicht ziemlich wahrscheinlich wieder ansteigen wird (siehe auch unter Jojo-Effekt).

Qualen

Hunger, fehlende Abwechslung, zu viele strikte Verbote, Einseitigkeit, immer der gleiche oder gar kein Geschmack – das sind mögliche Qualen einer Diät. Alles sichere Zeichen dafür, dass solche Diäten nicht die richtigen sind!

Risiken

Bei einem BMI (siehe Seite 6) von über 30, also bei krankhaftem Übergewicht, steigt das Gesundheitsrisiko deutlich an. Im Bereich eines BMI von 25 bis 30 sollte jeder einer drohenden größeren Gefahr gegensteuern, erst recht wenn Herz und Kreislauf schon durch einen hohen Blutdruck oder ungünstige Cholesterinwerte belastet sind.

Schlaf

Schlafen ist beim Abnehmen wichtig, werden doch nachts Wachstumshormone gebildet, die den Fettabbau antreiben. Damit der nächtliche Fettabbau nicht durch hohe Insulinpegel gestört wird, sollten gerade zum Abend hin keine Lebensmittel mit hohem Glyx-Wert genossen werden.

Diät-ABC

Trennkost

Kohlenhydrate und Eiweiß in einer Mahlzeit nicht gemeinsam zu essen, bringt für den Abnehmerfolg keine Vorteile, so neuere Studien. Doch weil man bei der Trennkost nicht einfach unüberlegt etwas essen darf, sondern immer und überall die Trennung von Eiweiß und Kohlenhydraten bedenken muss, führt schon diese Kontrolle zu einer gedrosselten Kalorienzufuhr.

Übergewicht

Definiert über einen BMI ab 25 (siehe Seite 6) gelten weit mehr als die Hälfte der Deutschen als übergewichtig. Die Weltgesundheitsorganisation (WHO) sieht die Adipositas (BMI ab 30) als eine der größten Herausforderungen für die Gesundheitspolitik im 21. Jahrhundert an, denn die meisten Zivilisationskrankheiten sind zumindest zum Teil auf ein zu hohes Körpergewicht zurückzuführen, bedingt durch zu kalorienreiches Essen und/oder zu wenig Bewegung.

Veranlagung

Etwa die Hälfte der Übergewichtsprobleme geht auf das Konto von Erbanlagen. Trotzdem sollte sich niemand hinter seinen Genen verstecken. Auch wenn es schwerer fällt, mit einem sparsamen Stoffwechsel schlank zu bleiben, verhindert eine kalorienarme Ernährung übermäßig zuzunehmen.

Waist/Hip-Ratio (WHR)

Mediziner stufen das Körperfett am Bauch als weit gefährlicher ein als an Po und Oberschenkeln (siehe Y-Chromosom) und raten zu einem Taillenumfang (auf Nabelhöhe) bei Frauen unter 81 cm, bei Männern unter 95 cm. Diesen Wert durch den Hüftumfang (an der breitesten Stelle des Pos) geteilt, ergibt den Waist/Hip-Ratio, der bei Frauen nicht größer als 0,85, bei Männern nicht über 1 sein sollte.

Xenical und Reductil

Die beiden in Deutschland zugelassenen Adipositas-Medikamente. Das eine drosselt die Fettverwertung im Darm, so dass viele Fette unverdaut ausgeschieden werden. Das andere Mittel wirkt direkt im Gehirn auf das Appetitzentrum ein. Beide Medikamente sind rezeptpflichtig und ersetzen keine Ernährungsumstellung.

Y-Chromosom

Es legt das männliche Geschlechtsmerkmal fest und damit auch die bevorzugte Speicherung überzähliger Fette im Bauchbereich. Hierauf kann der Stoffwechsel schnell zurückgreifen und damit das Blut überfluten. Hohe Blutfettwerte, die langfristig den Gefäßen schaden, sind die Folge. Die weiblichen Fettspeicherorte an Po und Oberschenkel sind zwar nicht schöner, gefährden die Gesundheit aber weit weniger.

Zwischenmahlzeit

Den einen bewahren Zwischenmahlzeiten vor dem Nachmittagstief, doch andere, gerade Übergewichtige, befürchten, dass sie mehr essen, je mehr Mahlzeiten auf den Tisch kommen. Gleichzeitig können kohlenhydratreiche Zwischensnacks den Blutzucker und damit auch den Insulinpegel ansteigen lassen, was wiederum die Fettverbrennung drosselt. Deshalb besser auf Snacks ausweichen, die den Blutzuckerspiegel unten lassen (Milchprodukte, Gemüse, Apfel, Birne).

Zum Nachschlagen

Sachregister

5-Kilo-Weg 7

Abnehmprogramme 12
Adipositas 6, 110
Aerobic 117
Aufwärmen 111, 122f.
Ausnahmen 11

Bauch-Beine-Po-Programm 127f.
Bauchspeicheldrüse 9
Belohnen 52
Bewegung 7
Body-Mass-Index 6
Büro 19

Dehnen 111, 136f.
Durchhänger 18, 41

Essen 7

Fatburner 20, 36
Fertiggerichte 67
Fett 7, 8, 11, 17, 61
Fettsäuren 9, 11
Fettverbrennung 11, 41, 66, 110
Fitness-Sport 111
Freizeit-Sport 111
Fruchtsaft 58
Frühstücken 23, 33, 49

Gelenke 110, 112
Glücksgefühle 110
GLYX-Wert 9
Gymnastik 119,
Gymnastik-Programm 132f.

Hantelgymnastik 124ff.
Hanteln 27, 57, 124ff.
Herz-Kreislauf-Beschwerden 7, 8
Hungergefühl 9, 31, 120

Inline Skating 116
Insulin 9

Jogging 40, 112
Jojo-Effekt 11, 20, 73

Kalorien 6f., 110
Kalorienbomben 23
Kalzium 10, 58
Kohlenhydrate 9, 17
Krafttraining 118
Kräuter 68
Krise 48

Lebensstil 6
Low-Carb-Diät 9
Low-Fat-Diät 9

Magnesium 20, 58
Männer 8
Milchprodukte 11
Muskelaufbau-Programm 134f.
Muskelkater 16,18, 111
Muskeln 11, 20, 66

Nährstoffe 10
Nordic Walking 115
Normalgewicht 6

Power-Sport 15ff., 111
Problemzonen 68
Pulsuhr 111

Radfahren 113
Regeln zum Abnehmen 10f.
Rudern 121

Schwimmen 114
Spazierengehen 59
Spezialprodukte 11

Sport 11, 110ff.
Sportprogramme 122ff.

Thera-Band-Gymnastik 129ff.
Trinken 10, 27, 58

Übergewicht 6
Untergewicht 6, 12

Verletzungen 111ff.
Vitalstoffe 11
Vollkorn 11

Waage 22, 27, 40, 62
Wadenkrämpfe 20
Wandern 21
Wunschgewicht 7

Yoga 120

Zerrungen 16
Zwischenziele 7

Rezeptregister

Ananas-Walnuss-Starter 31
Apfelcreme auf Toast 60
Apfel-Möhren-Salat 21
Apfel-Porridge 52
Apfelquark-Müsli mit Beeren-milch 16
Apfel-Sauerkraut-Salat 88
Apfel-Schoko-Joghurt 47
Apfel-Walnuss-Frühstück 38
Arabischer Gemüsetopf 92
Auberginen-Lasagne 20

Beerenquark mit Karamell-flocken 39

Berglinsen-Möhren-Salat 82
Bircher-Müsli 27
Birne mit Knuspernüssen 57
Birnen-Apfel-Frühstück 49
Birnen-Brote 76
Birnencreme-Brot 19
Birnen-Eintopf mit zweierlei Bohnen 26
Birnen-Knusper-Joghurt 36
Birnen-Lauch-Suppe 37
Birnen-Papaya-Müsli 77
Blitz-Eintopf 61
Blitz-Frühstücksdrink 69
Bohnen-Gratin 50
Bohnensalat mit Schinken 72
Bohnen-Tomaten-Salat mit Lachs 39
Brokkoli und Maronen zum Steak 42
Brokkoli-Lachs-Auflauf 71
Brokkoli-Pfanne 27
Brombeer-Toast 76
Bunte Spieße mit Salsa 32
Bunter Gartensalat 82
Bunter Gemüsemix mit Curry-Creme 96
Bunter Gemüsesalat 37
Bunter Salat mit Walnüssen 52
Buntes Wurzelgemüse 48

Champignon-Lauch-Pfanne 103
Champignon-Ragout im Fleisch-mantel 46
Champignons mit Thunfisch-Creme 69
Champignonsuppe mit Knob-lauch-Croutons 93
Chicorée mit Ananas-Paprika-Curry 30
Chicorée mit Garnelen 18
Chicorée-Champignon-Salat mit Orangenfilets 81

Zum Nachschlagen

Chicoréesalat mit Sellerie 86
Cremiges Rosenkohl-Gemüse mit
  Schinkenstreifen 80

Eingewickeltes Schweinefilet 102
Exotischer Morgengruß 77

Feldsalat mit Feigen und
  Trauben 85
Feldsalat mit roten Linsen 48
Fenchel im Tomatenbett 72
Fenchel-Fleisch-Ragout 62
Filetsteak mit Orangensauce und
  Rosenkohl 106
Fischcurry aus der Pfanne 22
Fischröllchen auf Ratatouille 41
Fischsuppe 32
Fitmacher-Rohkost 26
Fleischragout mit Trauben 103
Fleischtomaten mit Spinat 21
Fleischtopf mit Aprikosen 69
Forelle auf Bohnensalat 92
Forelle mit Champignon-
  gemüse 58
Friséesalat mit Kartoffeln und
  Champignons 94
Fruchtiger Lauchsalat 36
Fruchtiger Selleriesalat 97

Gebackener Seelachs mit China-
  kohl 89
Geflügel-Salat 17
Geflügel-Spinat-Auflauf 29
Gefüllte Aubergine 17
Gefüllte Hackbällchen 51
Gefüllte Hähnchenbrust auf Spi-
  nat 52
Gefüllte Zucchini 39
Gefüllte Zwiebel 59
Gefüllter Chicorèe 36
Gefülltes Schweinefilet 84

Gemüsebratling mit Schnittlauch-
  Joghurt 100
Gemüse-Knäcke 58
Gemüserösti 68
Gewürzgurken-Tomaten-Pfanne
  mit weißen Bohnen 22
Gulasch mit Sauerkraut 90
Gurken-Brot mit Lachsschinken 46
Gurkengemüse mit Kidney-
  bohnen 49
Gurkensalat mit Austernpilzen 79
Gurkensuppe 80

Hähnchen-Bohnen-Pfanne 82
Hähnchenbrust-Auflauf 49
Hähnchenbrust-Salat mit Curry-
  sauce 78
Hähnchenkeule im Gemüsebett 87
Hähnchenpfanne mit Petersilien-
  wurzel 98
Heilbutt auf Rucola 100
Herzhafte Gurkenquark-Brote 20
Hirse-Müsli 76
Hüttenkäse mit Tomaten 72

Indisches Huhn 67
Indisches Lamm 91

Jägerschnitzel mit Rotkohl-Oran-
  gen-Salat 106

Kabeljau auf Kohlrabi-Gurken-
  Gemüse 56
Kabeljau im Zucchinibett 28
Kabeljau mit Lauchgemüse 101
Kalbsgeschnetzeltes 56
Karibik-Schweineschnitzel 107
Kartoffel-Kürbis-Auflauf 38
Kichererbsensuppe 70
Kiwi-Mandarinen-Knäcke 30
Kiwi-Melone 56

Kiwi-Müsli 26
Kiwi-Paprika-Knäcke 51
Knäckebrot mit Erdbeer-
  konfitüre 48
Knäckebrot mit Paprika-Peter-
  silien-Creme 22
Kohlrabi mit Zitronen-Hähn-
  chen 83
Kohlrabi-Apfel-Cremesuppe 80
Kohlrabi-Gemüse mit Kalbfleisch
  in Rotweinsauce 90
Kohlrabi-Tomaten-Salat 18
Kokos-Apfel-Müsli 77
Kokos-Beeren-Smoothie 17
Kopfsalat mit Avocadosauce 78
Kräuterforelle mit Zuckerschoten 97
Kräuter-Knäckebrot 62
Kressebrot mit Weintrauben 28
Kürbissalat 41

Lachs auf Feldsalat 66
Lachs auf Paprikastreifen 105
Lachsfilet im Lauchmantel 61
Lachsröllchen auf Zucchini-
  Paprika-Salat 99
Lauchgarnelen 47
Lauchsuppe mit Garnelen-
  spieß 85
Linsenauflauf mit Maronen 40
Linsengemüse 78
Linsensalat mit Schinken 46

Mandarinen mit Kiwi und
  Kokos 37
Marinierte Hähnchenbrust 38
Marinierter Heilbutt aus der
  Pfanne 94
Maronen-Kürbis-Suppe 31
Mediterraner Fischauflauf 51
Mediterranes Hühnerragout 99
Melonen-Joghurt mit Vanille 32

Melone-Romana-Salat und
  Quarkdessert 19
Mittelmeer-Toast 41
Mohn-Mandarinen-Joghurt 59
Möhrensalat mit Kokos 31
Muschelsalat mit weißen
  Bohnen 88
Müsliklassiker 61

Obstsalat 40
Orangen-Karotten-Creme 16

Pangasiusfilet mit buntem
  Gemüsereis 106
Papaya-Kokos-Drink 29
Paprika mit Caponata gefüllt 50
Paprikasuppe 79
Paprika-Thunfisch-Salat 90
Pfirsich-Puten-Spieße mit
  Paprika 83
Pute asiatisch 94
Pute mit Paprikagemüse 66
Putenbrust-Salat mit Melone und
  Lauch 105
Putencurry mit Lauch und Apfel-
  spalten 98
Putenröllchen mit Kürbis 28
Puten-Rucola-Salat 86
Puten-Sellerie-Salat 81

Quark mit Orangen 18

Radicchio-Salat mit Birnen und
  Linsen 104
Radieschen-Knäcke 42
Räucherforelle im Birnen-Rucola-
  Salat 104
Rinderschmorpfanne mit Bohnen-
  gemüse 101
Rindfleisch-Gurken-Ragout 59
Roastbeef-Toast mit Feigen 76

142

Zum Nachschlagen

Romanasalat mit Matjes 42
Romanasalat mit Tomaten 57
Romanasalat mit Tomaten-
knäcke 21
Rotbarsch mit Gemüse 89
Rotes Beeren-Müsli 70
Rucolasalat mit Mandarinen 60

Salat mediterrane 85
Salat Nizza 87
Sauerkraut-Rösti 105
Schinken-Brot mit Mango-
scheiben 67
Schinken-Toast mit Kiwi 50
Schnelle Fleisch-Gemüse-Pfanne 86
Schnitzelroulade mit Gemüse 68
Schweinefilet aus dem Wok 95
Schweineschnitzel mit Brokkoli 58
Schweinestreifen mit Karotten 60
Seelachs mit Karottengemüse 103
Seelachs mit Walnusskruste auf
Tomaten-Bohnen-Salat 40
Sellerie-Cremesuppe mit
Croutons 96
Sellerie-Salat mit Pute 30
Senfsteak mit Rucola 88
Sommersalat 70
Schinkenknäcke mit Kräuter-
quark 71
Spinat-Flan 19

Thunfisch-Auflauf 20
Thunfischsalat mit Bohnen 62
Thunfisch-Spieße 47
Tomatenhähnchen 16
Tomatensuppe 57
Trauben-Apfel-Rohkost 68
Traubensalat mit Schinken-
streifen 98
Trockenfrüchte-Müsli 66

Überbackenes Schweinesteak mit
Paprika-Erbsen-Gemüse 96

Vegetarische Kürbispfanne 93

Wellness-Müsli 67

Zucchini mit Vollkornreis 71
Zucchinicreme 29
Zucchini-Fisch-Suppe 27
Zwiebelsuppe 91

Adressen

Deutsche Gesellschaft für
Ernährung e. V.
Godesberger Allee 18
D-53175 Bonn
Internet: http://www.dge.de

aid Auswertungs. und Informa-
tionsdienst für Ernährung,
Landwirtschaft und Forsten,
Friedrich-Ebert-Straße 3
D-53177 Bonn
www.aid.de

Deutsche Adipositas-Gesell-
schaft e.V.
Waldklausenweg 20
81377 München
www.adipositas-gesellschaft.de

Schweizerische Gesellschaft für
Ernährung
Effingerstr. 2, Postfach 8333
CH-3001 Bern
www.sge-ssn.ch

Association Suisse pour l'Etude du
Métabolisme et de l'Obésité
(ASEMO)
Petersgraben 4
CH-4031 Basel
www.asemo.ch

ÖGE Österreichische Gesellschaft
für Ernährung
Zaunergasse 1–3
A-1030 Wien
www.oege.at

Österreichische Adipositasgesell-
schaft
Währinger Straße 76/13
A-1090 Wien
www.adipositas-austria.org

Bücher

Bohlmann, Friedrich: Iss dich
gesund! Richtig essen und fit
bleiben, Gondrom Verlag,
Bindlach

Bohlmann, Friedrich: Cholesterin
im Griff, GRÄFE UND UNZER
VERLAG, München

Elmadfa, Ibrahim u. a. : Die große
GU Nährwert Kalorien Tabelle
2008/09, GRÄFE UND UNZER
VERLAG, München

Rüdiger, Margit: Bauch, Beine, Po,
GRÄFE UND UNZER VERLAG,
München

Schmidt, Mathias u. a.: Nordic
Walking, GRÄFE UND UNZER
VERLAG, München

Szwillus, Marlisa, Fritzsche, Doris:
Gesund essen bei Diabetes.
GRÄFE UND UNZER VERLAG,
München

Tschirner, Thorsten: Der BBP-
Trainer, GRÄFE UND UNZER
VERLAG, München

Tschirner, Thorsten: Fit mit dem
Thera-Band, GRÄFE UND
UNZER VERLAG, München

Tschirner, Thorsten: Fit mit
Hanteln, GRÄFE UND UNZER
VERLAG, München

Weight Watchers: Das Weight
Watchers Fitnesstraining,
GRÄFE UND UNZER VERLAG,
München

Wichtiger Hinweis

Die Methoden und Anregungen
in diesem Buch wurden vom
Autor nach bestem Wissen
erstellt und mit größtmöglicher
Sorgfalt geprüft. Sie bieten
jedoch keinen Ersatz für kompe-
tenten medizinischen Rat. Weder
der Autor noch der Verlag können für eventuelle Nachteile
oder Schäden, die aus den im
Buch gegebenen praktischen
Hinweisen resultieren, eine Haf-
tung übernehmen.

Impressum

© 2008 GRÄFE UND UNZER VERLAG GmbH, München

Alle Rechte vorbehalten. Nachdruck, auch auszugsweise, sowie Verbreitung durch Bild, Funk, Fernsehen, Internet, durch fotomechanische Wiedergabe, Tonträger und Datenverarbeitungssysteme jeder Art nur mit schriftlicher Genehmigung des Verlages.

Programmleitung: Ulrich Ehrlenspiel
Redaktion: Anja Schmidt
Lektorat: Diane Zilliges
Layout und Umschlaggestaltung: independent Medien-Design, München, Elke Irnstetter (Innenlayout) und Claudia Hautkappe (Umschlag)
Bildredaktion: Daniela Jelinek
Satz: Dieter Liebl
Herstellung: Susanne Mühldorfer
Repro: Longo AG, Bozen
Druck und Bindung: Druckhaus Kaufmann, Lahr

ISBN 978-3-8338-1211-8
1. Auflage 2008

Ein Unternehmen der
GANSKE VERLAGSGRUPPE

Friedrich Bohlmann ist Ernährungswissenschaftler. Er arbeitet als Ernährungsberater, Buchautor, Fachjournalist für verschiedene Zeitschriften und trat auch schon häufig als Ernährungsexperte in Fernsehsendungen auf. Im eigenen Kochstudio gibt er Ernährungsseminare und Kochabende.

Roland Helms hat das Sportprogramm entwickelt. Als Sportwissenschaftler mit Schwerpunkt Sporttherapie arbeitete er jahrelang in der Rehabilitation. Derzeit ist er als Sport-Fachbereichsleiter einer Förderschule tätig. Daneben macht er als Trainer in zahlreichen Kursen Lust auf Fitness und Bewegung.

Foodfotoproduktion: Studio Eising, München, Martina Görlach
Weitere Fotos: Getty S. 4, 14, 43, 64, 73, 113; Jump S. 23, 108, 112, 114, 117, 118, 119, 121; Westend61 S. 24; Corbis S. 33, 34, 44, 54, 116; Stockfood S. 53, 74; Stockbyte S. 63; Leonhard Lenz: S. 115; Martin Wagenhan: S. 120; Jan Rickers: S. 122–126, 129–131, 133 Bild Nr. 4, 134–137; Tom Roch: S. 127, 128, 132, 133 Bild Nr. 5-7

Unsere Garantie
Alle Informationen in diesem Ratgeber sind sorgfältig und gewissenhaft geprüft. Sollte dennoch einmal ein Fehler enthalten sein, schicken Sie uns das Buch mit dem entsprechenden Hinweis an unseren Leserservice zurück. Wir tauschen Ihnen den GU-Ratgeber gegen einen anderen zum gleichen oder ähnlichen Thema um.

Liebe Leserin und lieber Leser,
wir freuen uns, dass Sie sich für ein GU-Buch entschieden haben. Mit Ihrem Kauf setzen Sie auf die Qualität, Kompetenz und Aktualität unserer Ratgeber. Dafür sagen wir Danke! Wir wollen als führender Ratgeberverlag noch besser werden. Daher ist uns Ihre Meinung wichtig. Bitte senden Sie uns Ihre Anregungen, Ihre Kritik oder Ihr Lob zu unseren Büchern. Haben Sie Fragen oder benötigen Sie weiteren Rat zum Thema? Wir freuen uns auf Ihre Nachricht!

Wir sind für Sie da!
Montag–Donnerstag: 8.00–18.00 Uhr;
Freitag: 8.00–16.00 Uhr
Tel.: 0180-5005054*   *(0,14 €/Min. aus dem dt. Festnetz/
Fax: 0180-5012054*   Mobilfunkpreise können abweichen.)
E-Mail: leserservice@graefe-und-unzer.de

P.S.: Wollen Sie noch mehr Aktuelles von GU wissen, dann abonnieren Sie doch unseren kostenlosen GU-Online-Newsletter und/oder unsere kostenlosen Kundenmagazine.

GRÄFE UND UNZER VERLAG
Leserservice | Postfach 86 03 13 | 81630 München